最新 病気の常識

池谷敏郎

祥伝社黄金文庫

本書は、２０１７年５月弊社より単行本『ニュースで学ぶ！　最新　病気の常識』として発行されたものを改題し、加筆・修正のうえ文庫化したものです。

はじめに

テレビの医学情報番組や雑誌の医療記事などは安定した人気があるようで、一般の方々の健康への関心が高いことを感じます。私自身も、こうした番組や取材の依頼にできる範囲で応えるようにしてきました。

芸能人など有名な方が重篤《じゅうとく》な病気にかかると、メディアがこぞって取り上げます。世の中の関心が高まることは医師としてもありがたいことですが、その一方で、専門医でない人がありきたりのことを話していたり、ひどい時は誤ったコメントをしたりして、ちゃんとした情報が伝わっていないのでは……という危惧《きぐ》もありました。

あるいは、病状や周囲の反応をセンセーショナルに伝えるだけで、肝心《かんじん》の病気そのものについて触れられず、一過性のものとして忘れられてしまう。それは非常にもったいないことだと感じていました。

せっかく関心を持っていただいたのですから、最新の医学的見地に基づく正しい情報を皆さんにお伝えしたい。そうした思いで書いたのが本書です。

病気に関する対処は、基本的に医者を信頼するというスタンスで間違いはないのですが、だからといって「任せっきり」という態度は望ましくありません。重大な病気になるほど、医師の出した治療方針に患者の側も納得して取り組むことが必要になってきます。

ただ、医学的知識というのは膨大《ぼうだい》ですから、一般の人がそれを学ぶのはとても大変です。そんな時に入口になるのが日々のニュースです。本書では、有名人の方の事例や医学関連で話題になったことを題材に、最低限知っておいていただきたい最新の「病気の常識」をまとめました。

がん・心筋梗塞《こうそく》・脳卒中の三大生活習慣病から、近年、日本人の死因上位（二〇一七年第五位）となっている肺炎、多くの合併症を引き起こす糖尿病、さらにはかぜなど身近な病気まで扱っています。

私たちがこうした事例から学べるのは、次の三つのポイントです。

・その病気がどういう症状を示すか（病気の発見・前兆）
・どのような対処が望ましいか（最新の治療法）
・病気にかからないための反省点（予防）

誰しも病気にはなりたくないものです。こうした知識を持っていれば、そもそも病気を予防するための生活スタイルを取り入れることができますし、いざ病気にかかった際の早期発見・治療につながるでしょう。医師の言うことをより深く理解することにもつながります。

本書が、皆さんの健康に少しでも役立つことを願っています。

池谷《いけたに》　敏郎《としろう》

目次

第2章
三大生活習慣病の必須知識2
心筋梗塞

第3章
三大生活習慣病の必須知識3
脳卒中

第4章 本当は怖い肺炎

第5章 万病のもと・糖尿病

第6章 社会的要因の病気

第7章 高齢化で増えているこの病気

第8章 知っておきたい最新の「薬」事情

第1章

三大生活習慣病の必須知識1
がん

1 大腸がん

下痢《げり》や便秘が続いたら要注意

日本人にとって一番身近ながんの一つである「大腸がん」。近年では、俳優の今井雅之《いまいまさゆき》さんが惜《お》しくもこの病気で亡くなられました（二〇一五年）。今井さんは、発見された時にすでに他の臓器への転移が見られるステージⅣの段階でしたが、早期に見つかった場合には治療可能ながんでもあります。渡《わたり》哲也《てつや》さんや石坂浩二《いしざかこうじ》さんなどは、大腸がんを克服されています。

そのスクリーニング法の代表的なものが「便潜血《べんせんけつ》検査」、いわゆる「検便」です。日本ではこの便潜血検査で異常ありと判定された場合、実際に大腸がんが見つかる割合は「二〜三％」とされています。

この数字を高いと見るか、低いと見るかは人それぞれですが、少なくとも「三〇

〜五〇人に一人」の割合で大腸がんを見つけているのであれば、スクリーニングとしての機能を果たしているといえるのではないでしょうか。

しかも、便潜血検査は大腸のがんだけでなく、胃の出血にも反応することがあります。つまり、確実ではないものの、胃がんの発見に役立つ可能性もあるのです。もちろん、胃がんの早期発見には胃カメラが不可欠ですが、便潜血検査は受けておいて損はないということはできるでしょう。

大腸がんは、腸の壁に突起状にできるポリープから始まります。そして、進行するとポリープが大きさを増して腸の壁の深部へと広がり、転移します。便潜血検査は、便が腸内を通過する際にポリープを傷つけて生じる血液を検出するものです。

ところが、良性のポリープや憩室《けいしつ》、痔《じ》であっても、便に血が混じることがあります。また、たとえ大腸がんがあったとしても、便に血が混じらないケースも少なくないのです。それでも、苦痛のない便潜血検査は、大腸ガンの早期発見に役立つスクリーニング検査として有用であると考えられています。

便潜血検査で陽性となった場合には、原則として保険診療によって大腸内視鏡検査が行われます。通常、当日に下剤を服用して腸のなかの残留物をきれいに洗い流し、肛門から大腸内視鏡を挿入して腸粘膜《ねんまく》表面の様子をモニターで観察します。良性の大腸ポリープから進行がんまで、その病変を直接見つけることが可能です。

ちなみに、大腸内視鏡検査に関しては、胃カメラと同様、あるいはそれ以上に苦痛や不安を感じる患者さんがいます。そこで、近年は、内視鏡検査に対する不安や苦痛を感じにくくするために鎮静剤を用いることが多くなりました。放置して手遅れにならないように、便潜血検査で異常が見つかった場合には、積極的に大腸内視鏡検査を受けてください。

もともと大腸が長い人や、過去に腹部の手術を受けたために癒着《ゆちゃく》があるような人では、大腸内視鏡が容易に挿入できないことも決して少なくありません。そこで、普及してきたのが大腸CTです。

大腸CTとは、大腸をガスの注入によって拡張させてマルチスライスCT装置を用いて撮影し、大腸の三次元画像を得る検査です。内視鏡検査と比較して、苦痛が少なく、短時間で行える点が最大のメリットです。ただ、大腸表面の平坦な病変を見つけにくく、病変部の組織を採取できないので病理的な確定診断ができないなどのデメリットもあります。

このように大腸がんの早期発見のためには、がん検診による便潜血検査や、人間ドックで行われている大腸内視鏡、大腸CTを受けることをお勧めします。

また、大腸がんを発見するためには自覚症状に注意することも大切です。大腸がんの代表的な症状は、血便、細い便、便秘ないしは下痢《げり》などです。しかし、進行するまで症状に乏《とぼ》しいケースも少なくなく、病変部位からの出血による貧血やそれに伴う倦怠《けんたい》感、腹部の大きいシコリや腸の内腔《ないくう》が狭くなって便通が滞《とどこお》ることで生じる腹痛などで、かなり進行した状態で見つかることもあります。

特に、普段から便秘や下痢の症状がある人は発見が遅れやすい傾向がありますので、その症状に変化が現われた際には、早めに消化器科のある医療機関を受診して、大腸内視鏡検査などを受けるようにしてください。

腸内環境を整えよう

よく「お通じを良くするために食物繊維《せんい》を摂《と》りましょう」とか、「腸内環境（最近は「腸内フローラ」などと呼びます）を改善するためにビフィズス菌を摂りましょ

病気の新常識その1

便秘対策は、大腸がんの予防になる

ば、便秘のリスクは下がります。

う」などといわれます。腸内環境を正常に保つことができれば、便秘のリスクは下がります。

ただ実際には、便秘が大腸がんのリスクになる――という明らかな研究結果はありません。すでに触れたように、大腸がんの症状として便秘があることは確かですが、便秘が大腸がんを引き起こすという因果関係ははっきりしていないのです。

しかし、腸内環境が悪いと、胆嚢《たんのう》から分泌される「胆汁酸《たんじゅうさん》」という酸が発がん性物質に変わることがあることは明らかになっていて、便秘によって胆汁酸を溜《た》め込むとがんのリスクが高まる、ということは推定できます。大腸に便が滞留《たいりゅう》していると、そこに胆汁酸が溜まる要因を作り出すことになります。そう考えると、大腸がんを予防するためにも、便秘対策は確実にしておいたほうがいいといえそうです。

大腸がんのすべての患者が便秘になるわけではありませんが、少なくとも便秘を放置していいことは一つもありません。

イヤイヤ運動

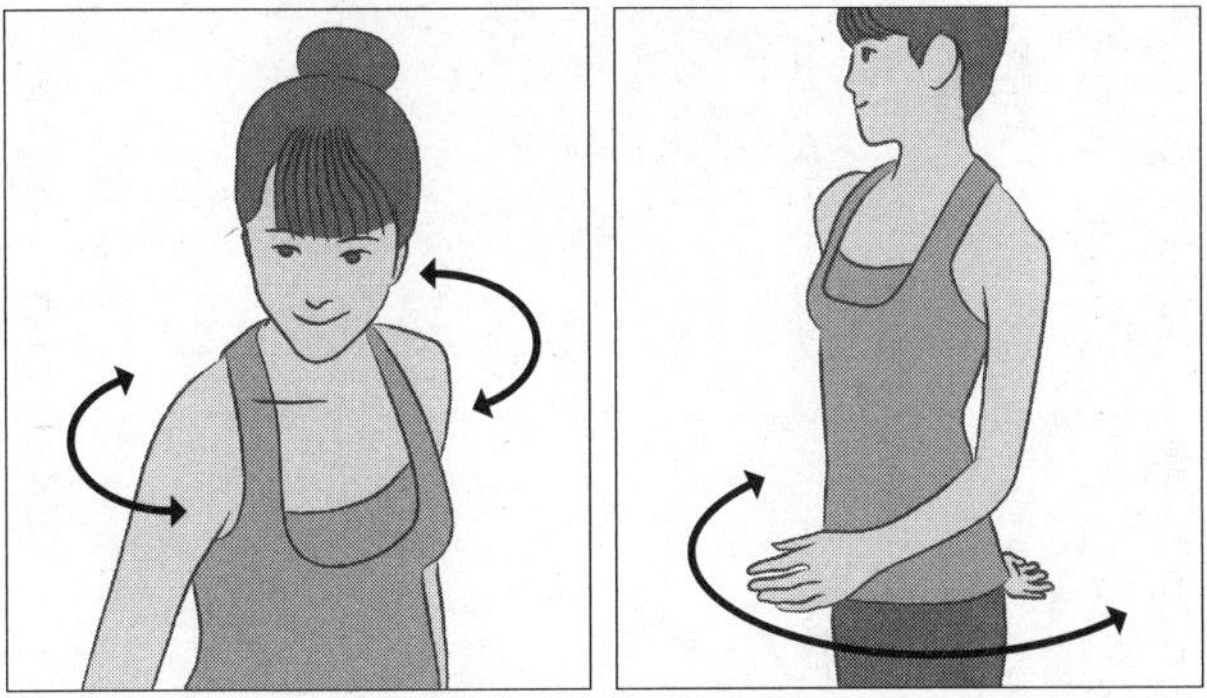

両肩・腕・手の力を完全に抜いて、上半身をねじるように動かす。
腕をでんでん太鼓のようにぶらぶらと揺らすイメージで。

肥満と運動不足、過度のアルコール摂取は明らかに大腸がんのリスクを高めることがわかっていますが、食生活を見直し、運動を取り入れるなどして排便を促《うなが》すことはこれらすべてのリスクファクターを改善することになるのです。

ちなみに、私の外来にも「便秘」を主《しゅ》訴《そ》とする方が多く見えます。特に高齢の方は運動不足気味のケースが多いので、私はまず運動を勧めます。日頃まったく運動をしていない人なら、毎日散歩をするだけでも腸の動きが活発になることがあります。

もし外に出歩くことが難しいなら、「イヤイヤ運動」がオススメです。これは私が生活習慣病の予防として提唱《ていしょう》している「ゾンビ体操」の動きの一つですが、これを毎日行うだけでも腸に適度な刺激《しげき》が加わり、排便効果が高まるのです。

もちろん、食事の内容を見直すことも大切です。発酵食品や食物繊維を豊富に摂ることが基本ですが、もう一つ私が重視するのは「油」です。ヨーグルトや納豆に、便秘解消効果の期待できるエキストラバージンオリーブオイルや、亜麻仁《あまに》油、エゴマ油などをスプーン一～二杯加えて食べることをお勧めします。ぜひ試してみてください。

コラム……ガスを出す体操

最近、外来で便秘を訴える患者さんの話を聞いていると、「ガスが溜まって便秘になる」という人が増えていることに気付きます。そんな人にオススメの体操がありま す。テレビでも紹介されたので、すでにご存じの方もいらっしゃると思いますが、もう一度おさらいしましょう。

食事のあと（すぐにではなく、洗い物などを済ませてからのほうが理想的）、うつぶせになって二〇分ほど寝るのです。この時、お尻を高くして、肛門を上に向けます。難しいかもしれませんが、直腸から肛門にかけてを「煙突」のように真上に向けるような意識を持つといいでしょう。下腹部の下にクッションなどを置いてお尻を高くすると、その刺激でおならが出やすくなります。

便秘の人は、便が出ないだけでなく、ガスも出にくくなっていることが多く、ガスを上手に抜いてあげることで、便も出やすくなることが多いのです。

肛門のあたりでガスが邪魔して便の排出を妨《さまた》げている人は、立っていても座っていても、肛門が下向きなのでガスが出にくくなっているのです。そこで肛門を上に向けることで、ガスを出しやすくし、それによって便の排出を促すことができます。

「ガスは上に向かう」という、いわれてみれば当たり前のことなのですが、人間の体の中では、そうした当たり前のことができにくくなっていることがあります。ちょっとした工夫で楽になることもあるので、ガスが溜まっていると感じる人は参考にしてみてください。

そうした運動を試してみて、それでも便秘が続くようなら、便を柔らかくする薬や、「センナ」などの腸に刺激を与える薬を使うこともあります。

大腸は本来、「蠕動運動《ぜんどう》」といって、小腸から送られてきた便を、肛門に向けて押し出すような動きをする仕組みになっています。しかし、高齢者の場合、腸管が規則正しく動きづらくなり、便がうまく押し出されなくなることがあります。原因はいくつか考えられますが、一番大きい要因は「加齢による筋力の低下」です。

筋力というと、腕や脚、胸板などの「目に見える筋肉」を考えがちですが、人間の体には目に見えない部分にも数多くの筋肉が張りめぐらされていて、これらが連携を取り合うことで内臓の機能が保たれているのです。腸管もそんな筋肉によって動いていて、腸の周囲の筋力が低下すると、腸の動きも悪くなり、結果として便秘になったりガスが溜まりやすくなります。

また、腸を正常な位置に引き上げる「腸腰筋《ちょうようきん》」という筋肉が弱ると、お腹の中で腸が垂《た》れ下がってしまい、これも便秘の原因になります。腕の筋肉は腕立て伏せ、脚の筋肉はスクワットで鍛《きた》えられますが、腸の周囲の筋肉も鍛える必要があります。そのために、本書で紹介した運動を生活に取り入れてみてはいかがでしょうか。

肉はリスクを高める

腸の不調を感じている人は、まずは大腸内視鏡検査を受けることをお勧めします。胃がんや食道がんが胃カメラ検査をしない限り確定診断できないのと同じように、大腸がんも最終的には大腸内視鏡検査をする以外に確定診断の手段はありません。

内視鏡で腸の内部を見て、がんがなければひと安心できるので、四五歳を過ぎたら、たとえ便秘などの症状がなくても一度は大腸内視鏡検査を受けるべきでしょう。とくに、大腸がんにはその発症リスクが高まる生活習慣が知られているので、当てはまる人は積極的に検査を受けていただきたいと思います。

まず、座っている時間が長く運動不足の人は、大腸がんの中でも、とくに結腸《けっちょう》がんのリスクが高まることがわかっています。活動量の減少は腸の運動を減らすことにつながり、その結果便の通過時間を長引かせます。すると、便中の発がん物質が腸壁に接触する時間が長くなり、がんの発症リスクが高まると考えられているの

病気の新常識その2

肉類中心の食生活は大腸がんのリスクを高める

です。

さらに、肉食の習慣と大腸がんの関連性を指摘する研究結果も出ています。

WHO（世界保健機関）は、二〇一五年十月に「加工肉、赤身肉が、がんの原因となる」と発表し、大きな話題となりました。

WHO傘下の専門組織、国際がん研究機関（IARC）が、ハムやベーコン、ソーセージなどの加工肉を毎日五〇グラム食べると、大腸がんになるリスクが一八％高まるとする研究結果を発表したのです。

すでに、二〇〇七年に発表された、世界がん研究基金（WCRF）と米国がん研究協会（AICR）による報告書では、赤身肉の摂取を週に五〇〇グラム未満とするよう推奨されています。

日本でも、国立がん研究センターの研究によれば、肉類の摂取が大腸がんのうち結腸にできるがんのリスクを高めるという統計結果が出されています。特に女性では、赤身肉の摂取量が多いとリスクが高まるとされています。

赤身肉について男女のリスクに差が現われた理由として、大腸がんの発生に女性ホルモンが影響する可能性を指摘する研究者もいますが、現段階では明らかになっていません。女性のリスクが明らかである以上、男性にも同様のリスクがある可能性はあります。

そもそも日本人は、欧米人に比べて肉の摂取量は少ないので過敏になる必要はありませんが、毎日肉を食べるような食生活は、医学的にも避けるべきといえます。

② 胃がん

やはりピロリ菌は必ず除菌すべき

長年にわたって日本人のがんによる死因の上位に君臨してきた「胃がん」ですが、その勢力は徐々に弱まり始めています。その理由は、胃がんの原因の大半が「ヘリコバクター・ピロリ菌」という菌の仕業《しわざ》であることが明らかになったことによります。

二〇一三年に慢性胃炎の際のピロリ菌除去に保険が適用されるようになったことから、多くの人がピロリ菌という言葉を知るところとなりました。

以前は、胃には菌など存在しないと思われていました。食べた物をことごとく溶かしてしまう強力な胃酸が分泌される胃で、菌などが生きていけるわけがない――と思われていたのです。

病気の新常識その3

胃からピロリ菌が見つかったら、確実に除菌すべき

ところが一九八三年、オーストラリア人の医師、ロビン・ウォーレンとバリー・マーシャルによって、胃の中に生息するピロリ菌の存在が突き止められ、その後の研究により、胃や十二《じゅうに》指腸《しちょう》の炎症や潰瘍《かいよう》、がんを引き起こすことが明らかになっていきます。ウォーレンとマーシャルが二〇〇五年にノーベル生理学・医学賞を受賞するほど、この発見は画期的なものでした。

そもそも人はなぜピロリ菌に感染するのでしょう。色々な説がありますが、「井戸水」を感染源とする説があります。今と違って、昔は井戸水が生活用水の基本でした。その頃に感染した人から、子供や孫に口移しで感染していくことは十分考えられます。

上水道が整備された現代において、井戸水から感染する可能性は低いので、口移しの感染が減ることで、将来的にはピロリ菌の保菌率も低下していくことが予想されます。事実、今では若い世代のピロリ菌保菌率は、高齢者のそれと比べて低くなっ

ています。

一方、胃がんとピロリ菌の関係は、きわめて濃密なものがあります。ある研究報告によると、胃がん患者の九八パーセントの胃にピロリ菌が見つかった、というものがあります。それほどピロリ菌と胃がんは密接な関係にあり、いいかえれば、胃の中にピロリ菌さえいなければ、胃がんのリスクは大幅に下がることが可能ということがわかってきたのです。

したがって、もし胃からピロリ菌が見つかったら、確実に除菌をすべきです。

ピロリ菌の有無は、胃カメラ検査の際に簡単に判別できます。胃カメラは、胃や十二指腸、食道の異変を実際に目で見ることができるという点で非常に優れた検査法です。

ピロリ菌が見つかった場合は、除菌を行います。一回の治療で完全に除菌ができなくても、二度、三度と繰り返すうちに、ほぼ確実に菌を消すことが可能です。ちなみに現状では二回目までの除菌に対して、健康保険が適用されます。

除菌によってピロリ菌をなくすことができれば、胃がんのリスクは大幅に低下します。ただ、最初からピロリ菌がいなかった人と違い、過去に保菌していた人は、相応のリスクを背負い続けることになります。「保菌していたことによる影響」は残るのです。除菌に成功したからといって安心するのではなく、除菌後も定期的に検査を受け、フォローをしていく必要があることは、ぜひ知っておいてほしいところです。

バリウムより胃カメラの検査を選ぶべき

早期の胃がんに、自覚できる症状を期待することは困難です。現段階では、積極的に検査を受ける以外に、早期の胃がんを見つける有効な手立てはありません。胃がんの自覚症状として現われるものとしては、胃の不快感や食欲不振などがありますが、これらは必ずしも胃がんとは限らないので見分けることが難しいでしょう。

お笑い芸人の宮迫博之《みやさこひろゆき》さんは二〇一二年に胃がんが見つかりましたが、切除手術を受けて復帰されています。見つかったのがステージ１A期という初期の段階だったことも幸いでした。

宮迫さんは胃がんが見つかる直前に「朝からトマトジュースしか飲んでないのに、腹が減らない」「昼前にサラダとカレーを食したのが六時間たっても、まだ消化しきれていない」などとツイートしています。一般的にこのような症状は、ストレスや疲労により交感神経の活動が優位となった結果、胃の動きが悪くなることが原因となって生じることが多いのです。大腸がんと同じように、初期の胃がんでは自覚症状が現われにくく、前述のような自覚症状が生じた際に、受けた胃カメラでたまたま早期の胃がんが発見されたと考えるべきでしょう。

企業健診などでは、いまだにバリウム検査を行っているところが多いようですが、これはハッキリ言って時代遅れです。

検査にかかるコストが安いことと、医師ではなく検査技師が行うことができるという二点にのみ、これを導入する理由があります。いいかえれば、少なくとも「胃がんの早期発見」を目的として考えた時、検査を受ける側のメリットがきわめて低いのがバリウム検査なのです。

もちろん、バリウム検査で胃がんが見つかることもあります。がんによって胃壁に明らかな凹凸《おうとつ》がある場合や、異常なしわが寄っていることが見て取れる時には、

病気の新常識その4

胃がんを見つけるための
バリウム検査は、
ハッキリ言って時代遅れ

バリウム検査で見つかることがあります。

また、スキルス胃がんのように胃の外側にできるがんは、胃の全体の形状を浮き彫りにするバリウム検査のほうが役立つことも確かです。

しかし、一般的な胃がんを、しかも早期で見つけるのであれば、胃壁を直接目視できる胃カメラに勝《まさ》る技術はありません。スキルス胃がんも、経験豊富な消化器内科医であれば、胃カメラである程度の予想は付けられます。

バリウムを飲んで、何か異常がありそうな場合は、結局胃カメラ検査を行うことになります。ならば最初から胃カメラによる検査を受けておくほうが無駄がありません。確実性、効率性の両面からも、胃カメラを選ぶべきでしょう。

しかし、健診として胃カメラを実施することは、コストと手間を考えると現実的ではありません。そこで注目されているのが、胃がんのリスク検診と呼ばれるものです。ＡＢＣ検診と呼ばれるもので、採血によって行うことができます。近年、市町村や企業の健診として実施しているケースも増えてきています。

ABC検診では、採血によってピロリ菌の存在を示すピロリ菌の抗体の有無を調べます。さらに、胃粘膜から分泌されるペプシノゲンの量を測定します。ピロリ菌に感染した胃粘膜は萎縮《いしゅく》して、胃がんを発症しやすくなりますが、胃粘膜の萎縮の有無がペプシノゲンの量から推定できるわけです。

ABC検診を受けることにより、ピロリ菌の感染が明らかとなった際にはその除菌はもちろん、胃がんのリスクが高いと判定された場合には、積極的に胃カメラを受けてみてはいかがでしょうか。

食べ物によるリスク

胃がんを予防するうえで、「食生活」は非常に重要な意味を持っています。熱いものや辛いものを好む人は、胃がんだけでなく食道がんのリスクを高めることが明らかですが、それ以上に胃がんの発生確率を高めるのは「塩分」です。ピロリ菌を

病気の新常識その5

胃がんの発生確率を高めるのは「塩分」

保菌している人が塩分過多の食事を続けると、それだけで胃がんの危険性は飛躍的に高まります。

また、お酒やタバコも、実は胃がんの発症要因になります。アルコールやタバコの刺激は、熱い食べ物や辛い食べ物と同じように胃にダメージを与える——とする研究論文が多数出ています。

お酒といえば、飲み過ぎて二日酔いになった時、すぐに胃酸抑制剤を飲むことが癖になっている人がいますが、これもあまり勧められることではありません。確かにアルコールで荒れた胃の粘膜《ねんまく》が胃酸にさらされている状況はつらいものです。そんな時に薬で胃酸の分泌を止められれば、楽になるのもわかります。

でも、人間というのは愚《おろ》かなもので、楽になるとまたお酒を飲もうとしてしまうものです。飲めばまた胃は攻撃を受け、被害は拡大する一方です。

二日酔いという症状は、苦しさと引き換えに「アルコール摂取を控《ひか》えよう」という気持ちを持たせてくれます。これはある意味、胃などの消化管の休息をアシストしてくれてもいるのです。

二日酔いの苦しみは、酒という快楽に溺《おぼ》れた自分自身を戒《いまし》める愛のムチ――。簡単に薬で楽になろうとするのではなく、あえて苦しみの中で反省することも大事だと私は思います。

③ 乳がん

がん検診を受けているから安心、は大間違い！

女性のかかるがん（実際にはまれに男性にも起きる病気ですが）の代表格といえるのが「乳がん」です。山田邦子《やまだくにこ》さんやアグネス・チャンさんら、多くの著名人がこの病気を経験し、そして克服しています。

この病気は、女性ホルモンががんの促進因子になっているケースが多いので、例えば生理が早く始まったとか、身長の伸びが大きい、女性ホルモンの分泌過多、妊娠や出産を経験していない――といった人はリスクが高いと考えられています。

乳がんは、早期発見できるか否《いな》かがその後の運命を左右します。早期発見といえば「検診」を思い出しますが、乳がんの場合、この「乳がん検診」が落とし穴となるケースも少なくないのです。検診をしても見つからなかったのに、がんができていた――そういう事態は決して珍しくないからです。

元プロレスラーでタレントの北斗晶《ほくとあきら》さんも、マンモグラフィーだけでなく超音波検診を含む乳がん検診を受けていたにもかかわらず、がんを発見できませんでした。うつぶせになった際に胸が圧迫されて痛みを感じたことから、精密検査を受けて腫瘍《しゅよう》が見つかったといいます。

私は北斗さんを実際に診たわけではありませんので、詳細はわかりません。私の患者さんでよく似た例を、仮にA子さん（四五歳・女性）のケースとして解説しましょう。

A子さんは、がん検診を二年連続できちんと受けていました。二回ともマンモグラフィーと超音波検査、それに触診《しょくしん》を受け、ともに「異常なし」。安心しきっていた彼女は、ある日、疲労回復を求めて近所のマッサージ店に行ったのです。すると、うつぶせになって施術している時に胸に違和感を覚えました。はっきりとした感覚ではないのですが、「痛み」に近い感覚です。さすがに怖くなってかかりつけ医である私の外来に相談にやってきました。すぐに乳腺専門外来を紹介したところ、彼女の乳房に四センチ大の腫瘤《しゅりゅう》が見つかりました。

実はA子さん、「しこり」の存在には以前から気付いていました。しかし、乳がん検診で「異常なし」といわれたことから、気のせいだろうと考えて放置していたのです。つまり、がん検診を受けていたことが彼女に油断を与え、不必要な安心感を植え付けていたわけです。

もちろん、彼女に油断があったことは事実です。しかし、二度も受けて、しかも触診までして見つけられない検診に、いったい何の意味があるのでしょう。

彼女のがん検診を担当したのは、一般内科の医師でした。女医だったのでA子さんも安心していたそうですが、その医師の専門はもちろん乳腺ではありません。乳腺専門医の数は限られているので、検診は内科医や一般の外科医などが行わざるを

病気の新常識その6

乳がんでは、専門医と専門外の医師とで診断能力に大きな開きがある

得ない現状があります。ここに乳がん検診の落とし穴があるのです。

A子さんは自分でしこりの存在に気付いた時に、乳腺の専門医を受診してしこりを解析してもらえば、もっと早くがんを見つけ、早期治療が可能だったはずです。それを、検診に頼ってしまったことが彼女の失敗でした。

検診はスクリーニングなので、見落としのリスクはどうしてもあります。一方、専門医を受診して、「ここにしこりがあるので診てください」と申告すれば、丁寧かつ確実に、そのしこりを診ることができます。

何も症状がないのであれば検診ですくい上げられる可能性もありますが、何か症状や異変がある時は、その領域の専門医に相談するのが鉄則です。特に乳がんの場合、専門医と専門外の医師とでは、その診断能力に大きな開きがあります。A子さんのしこりは乳頭のすぐ下にあり、ここは触診をしたとしても、

ただ触《さわ》るだけではなかなか見つけにくいものであったことも不運でした。

検診施設の中には、医師不足からアルバイトの医師でとりあえず頭数を揃《そろ》えているだけのところも残念ながら存在します。当然、乳腺専門医ではない医師が診ることも少なくなく、触診や画像読影の技術にもバラつきがあります。

では、どうすれば乳がんを確実に見つけることができるのでしょう。そのためには、何もわからないまま受ける検診と、異常があって調べる外来の検査とでは、まるで次元が違うということを理解する必要があるのです。繰り返しますが、A子さんのケースでいえば、しこりの存在に気付いた時点で、検診に頼るのではなく乳腺専門医を受診すべきだったのです。

最初からしこりの存在がわかっていれば、しかもそれを診るのが乳腺の専門医であれば、そこに照準を当てて集中的に調べるので、まず見落としはありません。一方、乳房全体を見るスクリーニングの検診から入ってしまうと、どうしても精度は下がります。

まして専門外の医師のジャッジでは、それを信じることにはいささか勇気が必要といえるでしょう。A子さんは幸いにも手術でがんを切除することができ、五年を経過して今はとても元気です。しかし、中には同じようなケースで手遅れになってしまうことも決して少なくはないのです。

ぜひ、乳がんを疑って診断を仰ぐ時は、乳腺専門医を受診しましょう。中には胸部外科や産婦人科を受診する人もいますが、乳がんの診断の専門家は乳腺専門医です。このことだけはぜひ覚えておいていただきたいと思います。

かかりつけ医とセルフチェックが大切

専門医という点で他の臓器を考えるとどうでしょう。

食道、胃、大腸などの消化管は、消化器科の専門医が担当します。肝臓や胆嚢《たんのう》、膵臓《すいぞう》は、同じ消化器科医の領域ですが、大学病院や総合病院では特に「肝胆膵」という専門領域の医師が担当することが多いのです。

肺なら呼吸器内科、心臓や血管なら循環器内科、脳や神経のことなら脳神経内科、甲状腺《こうじょうせん》や糖尿病のことなら内分泌代謝科、腎臓であれば腎臓内科、腎臓を含めた前立腺、膀胱《ぼうこう》などの排尿系の外科領域は泌尿器科と、それぞれ臓器ごとに専門の医師がいるので、それぞれの専門医に相談するのが得策です。

ここに例として挙げたのは各科を専門として経験をつんでいる医師のことですが、「専門医」はさらにその領域のエキスパートなのです。専門医には資格があって、経験年数、症例数や試験などの条件をクリアした医師に与えられる資格なのです。

もし、どの診療科に行けばいいのかがわからない時は、それをかかりつけの医師(それぞれ専門分野を持ち、専門医の場合もある)に相談し、必要に応じて紹介状を書いてもらえばいいのです。そのためにも、普段から何でも相談できるかかりつけ医を持っておくことは重要なのです。

これをせず、自分で考えて的外《まとはず》れの診療科を受診してしまうと、「見落とし」の危険性が生じます。繰り返しますが、乳がんが疑われる時は、乳腺専門医のいる医療機関を受診してください。中には胸部外科医や産婦人科医が代理で診ている医療機関もあるようなので、受診前にホームページで医師の専門を確認してから受診することをお勧めします。

乳がんを早期で見つけるために、最も大事なことはセルフチェックです。あるデ

病気の新常識その7

乳がんを早期に発見するために、最も大事なことは「セルフチェック」

ータによると、乳がん患者の中で、自分でしこりを見つけて医療機関を受診したことから診断につながったケースが全体の六割を占《し》めていました。あらゆるがんの中で、乳がんは「自分で気付くことのできるがん」という特徴を持っています。

皮膚《ひふ》がんも自分自身で見て触れることのできるがんということはできますが、日本人に皮膚がんは比較的少なく、乳がんを「自分で触ることのできる唯一のがん」と表現する医師もいます。

自分で丁寧に触診すれば、直径二センチ以内で見つけることもでき、そうすれば予後も良好とされています（逆に四センチを超えると危険領域に入ります）。

いずれにしても、頻繁《ひんぱん》に自分の胸を触ってしこりの有無を確認することが大事です。そして異常があれば、検診結果を鵜呑《うの》みにせず、積極的に乳腺専門医や専門外来を受診することです。一番危ないのは「乳がん検診を受けているから」と安心してしまうこと。これが最大のポイントです。

乳がんの手術法は昔と比べて飛躍的に進歩しました。近年は必要以上に切除することはなくなり、たとえ乳房を全摘したとしても、高度な乳房形成術によって美しく仕上げることができるようになってきました。

もう一つ、乳がんの特徴があります。それは、一度乳房にがんが見つかった場合、細かいがんが全身に分散している可能性がある——ということです。そのため、他の臓器のがんなら、術後五〜一〇年で「完治」のお墨付きが与えられるのに対して、乳がんの場合は生涯にわたってフォローしていく必要があるのです。

「遺伝子検査」で予防切除すべき?

乳がんが女性ホルモンの影響でリスクを高めることは述べました。ならば、閉経後にはリスクが下がるのかというと、残念ながらそんなこともありません。がんという病気は年齢を重ねるほどリスクも高まるもの。乳がんも「若い人限定のがん」ではないのです。

ただ、乳がんには「遺伝性」というタイプがあります。アンジェリーナ・ジョリーがこれを理由に、「予防目的」で乳房を切除したことで知られていますが、遺伝性乳がんは若くして発症することの多いがんの一つです。

遺伝子検査で「ハイリスク」と診断された場合、切除するか否かは年齢などのさまざまな要因で判断することになりますが、慎重な経過観察は必要です。

遺伝子的にハイリスクであることがわかれば、小まめに検査を受けて早期発見に努め、ある程度の年齢になって自身や家族が納得すれば、予防的切除を検討することもあるかもしれません。

いずれにしても、自分や家族がハイリスクと知れば、本人だけでなく家族皆が不安になるでしょう。それゆえ、遺伝子検査は慎重に行われなくてはいけません。遺伝子検査を行う医療機関や業者には、被験者の「将来にわたる長期的な治療プラン」を立て、その人の人生に寄り添う医療が提供できるのかどうかが問われます。検査はしたが、結果が出た後はわれ関せず――では、あまりに無責任というもの。それだけ繊細な医療分野だということなのです。

玉石混淆《ぎょくせきこんこう》の遺伝子検査

近年、遺伝子検査市場にはさまざまな業種から民間企業の参入が相次いでおり、価格競争が起きています。数万円で検査ができるようになり身近なものとなりました。ただし人の命を預かり、人生を左右する検査だけに、「安かろう、悪かろう」は通用しません。

読売新聞の報道では、二〇一二年にこうした遺伝子検査に携《たずさ》わる企業は八七社あったそうですが、そのうち二九社が二〇一七年一月までに倒産などで事業撤退しており、一〇社は所在が不明になっているとのことです。

検査を受ける時は、医療機関や業者が信頼できるところなのか、そしてどんなフォローアップ体制を敷き、どこまでサポートしてくれるのかを、あらかじめ確認しておくべきでしょう。

がんを宣告されて、平気でいられる人はまずいません。医療機関で医師からがんを宣告された人の大半が、程度の差はあるもののパニック状態に陥るものです。

病気の新常識その8

遺伝子検査の結果は、あくまでも「確率」の問題

医療機関でさえそうなのに、きちんとしたフォローアップ体制を持たない民間企業に「あなたは遺伝子的に見て、将来がんになる危険性が高い」と言われて、平常心を保てる人がいるでしょうか。世の中には占いの結果を苦にして自殺する人もいるのに、「遺伝子で決まっている」などと言われれば、人生を悲観する人がいても不思議ではありません。

知っておいていただきたいことは、一般的に普及している遺伝子検査の結果は、あくまで「確率」の問題に過ぎないということです。「リスクあり」と出たからといって、その人が必ずがんになるわけではありません。

検査を提供する側も、また受ける側も、そうしたことを客観的に理解したうえで検査に臨《のぞ》むべきだし、それができないのであれば、無理して検査をする必要もないと、私は考えます。

④ 膵《すい》臓《ぞう》がん
アルコールがリスクに

人間がかかり得るがんの中でも、最も発見しづらく、治療が困難ながん――。それが膵臓がんです。

元横綱千代《ちよ》の富士《ふじ》・九重《ここのえ》親方が亡くなったのも、この膵臓がんが原因でした。また、アップルの創業者スティーブ・ジョブズがかかったのもこの病気です。

自覚できる初期症状がなく、「DUPAN-2」や「SPAN-2」といった腫瘍マーカーは存在するものの、これらのマーカーは早期では出てきません。これらの数値が反応する頃には、がんは著《いちじる》しく進展していることが多いので、マーカーを頼りに早期発見をすることは、現実的には困難なのです。

見つけようがないし、見つかっても治療が難しい。そのため、健康診断でも膵臓

病気の新常識その9

「膵臓がん」は、発見しづらく治療が困難ながん

がんを対象とした項目すらないのが実情です。

膵臓がんの最も恐ろしい点は、見つかってから亡くなるまでの期間が非常に短い――というところです。

実は、胃がんにしても大腸がんにしても、あるいは肺がんも肝がんも、病気が見つかったあとも、年単位で生きられることが少なくありません。前立腺がんなどは、その病気自体で亡くなるよりも、あとからできた別のがんやがん以外の病気で命を落とすことが多いほど進行が緩《ゆる》やかなのに対して、膵臓がんは見つかってから二～三カ月、下手をすれば数週間で死に至ることもある。その意味で、「病気との闘い」以前に「時間との闘い」を強《し》いられるがんということができるのです。

こんなことを書くと脅《おど》しているように思えるかもしれませんが、実は医者の中にも膵臓がんで命を落とす人は少なくありません。人の病気を見つけ、見つけた病気を治すことを使命とする医師でさえ、自分の膵臓がんを早期に見つけることは困難な

のです。進行すれば、左の背部痛や腹痛に加え、体重が減ってきたり、黄疸《おうだん》のために全身が黄色くなったりしてきますが、このような状態ではすでに手遅れなのです。

そんな膵臓がんのリスクに「アルコール」が挙げられます。アルコールの過剰摂取で膵臓に炎症ができると、これががんを誘発するというデータがあります。すでに触れたとおり、早期発見が非常に難しい病気であることを考えると、そうしたリスクを徹底的に排除していく以外にこの病気を未然に防ぐ手立てはありません。お酒好きにはつらいことではありますが、せめて飲み過ぎや深酒はしないように心掛けたいものです。

そんな膵臓がんの診断には、エコー（超音波検査）やCTなどの画像診断が用いられます。膵臓はお腹の奥深くにある臓器なので、検査をしても見つけにくく、自覚症状も出にくいのです。

アルコールの弊害《へいがい》というと、「アルコール脱水素酵素」や「アセトアルデヒド脱水素酵素」といった用語が使われます。

人間がお酒を飲むと、そのアルコールをアルコール脱水素酵素が分解してアセトアルデヒドという毒性物質に変え、今度はそれをアセトアルデヒド脱水素酵素が分解して、最終的に水と二酸化炭素にしてしまうのです。

この二つのうち、アルコール脱水素酵素は人間なら誰でも持っています。しかし、次のアセトアルデヒド脱水素酵素は、持っている人と持っていない人の二つのタイプに分けられ、この酵素を持っていない人は「二日酔い」に苦しむことになるのです。

アセトアルデヒドは人間にとって毒性物質なので、これが体内にあると頭痛や吐き気などの症状が出ます。つまり、酒を飲んだ後の二日酔いは、アルコールが分解されてできたアセトアルデヒドが大量に体内にあることで起きる症状なのです。

この状態を慢性的に繰り返していくと、いずれ肝炎から肝硬変《かんこうへん》を経《へ》て肝がんに移行します。しかし、日本人にアルコール性肝炎やアルコール性肝硬変の人は多くありません。

日本人の祖先を辿ると、元々アセトアルデヒド脱水素酵素を持っていない人が多く、そのため飲んでいる途中から気分が悪くなる人が多いのです。そんな人が無理して飲み続けたり、毎日酒を飲んで鍛えたりして、見かけ上「飲める体質」になると、今度は食道がんのリスクを大幅に高めるというデータがあります。
つまり、酒を飲める人も飲めない人も、飲み過ぎは体によくない――ということだけは共通なのです。お酒は適量、ほどほどにして初めて「百薬の長」になるということを忘れないようにしたいものです。

現状では、膵臓がんは「お酒を控える」こと以外に、有効な予防法はありません。特徴的な症状としては、黄疸《おうだん》と、背中の痛みがありますが、これらの症状が出た時には、残念ながら病気がかなり進んでいることを意味します。

同じ膵臓に起きる病気に「膵炎」がありますが、これは非常に強い痛みを伴います。チュートリアルの福田充徳《ふくだみつのり》さんは、まさにお酒の飲み過ぎで急性膵炎になったとのことで、その時は「釘を打ち込んだバットで殴られたような痛みを感じた」と言っているところを見ると、大変な激痛だったことが窺《うかが》えます。

膵炎が必ずしも膵臓がんになるわけではありませんが、膵臓がんのリスクの一つではあるので、注意すべきでしょう。もちろん、膵炎を経験することなく、いきなり膵臓がんになる人もいるし、アルコールを飲まない人にも膵臓がんは起き得ます。そう考えると、非常にやっかいながんということができるのです。

膵臓がんも早期の段階で偶然に見つかった場合には、外科的に手術が可能です。切除できれば完治の可能性もありますが、通常、膵臓がんで手術する場合には、がんが合併症を起こさないようにすることを目的として行われます。

例えば、膵臓にできたがんのために胆道が詰まっている場合には、血管内からステントと呼ばれる器具を挿入し、胆道が詰まらないように細い針金のような金属で拡げて胆汁を出す治療が行われます。

胆汁が溜まってしまうと、炎症の引き金になることがあるため、それを防ぐための処置なのですが、これなどはがんそのものへのアプローチではなく、QOL（クオリティ・オブ・ライフ／患者の生活の質）を高めることが目的の治療です。

すでに触れたとおり、膵臓がんは病気が見つかってからは「時間との勝負」です。私の患者では、がんが見つかってからわずか二カ月で亡くなった人もいます。その方は最初は「背中が痛い」と訴えて受診されました。

膵臓がんでこの症状を訴えるケースは少なくないのですが、多くは内科ではなく整形外科に行くため、湿布薬などが出されて様子を見ているうちに黄疸が出て、あわてて内科を受診し、膵臓がんが見つかる――ということもあるのです。

この「背中の痛み」という症状は実は曲者《くせもの》で、多くは整形外科的な「骨格の異常」を想像しがちですが、膵臓がんや心筋梗塞などの「内臓の異常」でも背中や肩に痛みや違和感が出ることがあるのです。

そうしたことから、私のクリニックに「背中の痛み」を訴えてくる人には、背中を少し押してみます。押したところが「気持ちいい」、あるいは「痛い」という反応があるならひと安心。押した場所に原因があるので、湿布薬や体操、マッサージなどで痛みやコリをほぐしていくことになります。

痛みのある場所が体の左側の場合は、たとえ骨格の異常が疑われるケースでも、心臓の異常も考えておく必要があるので、念のため心電図をチェックする必要があります。

患者さんが自身の判断で整形外科に行くと、万一、内臓疾患による痛みだった時に発見を遅らせる危険性があります。これは膵臓がんに限らず、例えば帯状疱疹《たいじょうほうしん》（第7章②参照）などで痛みが出ている時に整形外科に行くと、初めは湿布薬などを処方され、発疹が出始めると湿布薬によるかゆみと考えてしまいがちなので、さらに診断と治療が遅れることになってしまうのです。

帯状疱疹は、発疹が出てから二日目くらいまでに薬を飲まないと良い効果が得られません。整形外科で時間を潰《つぶ》しているうちに手遅れになることも、決して珍しいことではないのです。

5 肝臓がん

肝臓がんの原因「肝炎」は、治るようになってきている

肝がんの大半は「ウイルス性のがん」です。B型肝炎やC型肝炎のような、肝炎ウイルスに感染することでまず肝臓に炎症を起こし（急性肝炎）、それが慢性化して数年から十数年という期間を経て次第に線維《せんい》化、つまり「硬く」なっていくのです。この肝臓が硬くなることを「肝硬変」と呼び、その先には肝がんが待っています。つまり、急性肝炎↓慢性肝炎↓肝硬変↓肝がん、というのが基本的な流れです。

B型肝炎は母親から出産時に子供が感染する「垂直感染」が多かったのですが、ウイルスを持っている女性が妊娠出産する場合は、子供にワクチンを打つことが義務付けられたことで、この感染経路は日本ではほぼ断たれました。

ただ、B型肝炎ウイルスの一部に性交渉で感染するタイプのものがあり、これは性感染症の一種として警戒が呼びかけられています。

一方のC型肝炎は、以前は学校での予防注射で注射器を使いまわしていたことから、注射針を介しての感染が見られた時期がありましたが、現在はこれもなくなりました。何よりC型肝炎は非常に効果の高い薬が開発されたことで、近年その患者数が大きく減少しています。

従来の治療薬はウイルスをなくすことはできたとしても、一度線維化して肝硬変に至った肝臓を元に戻すことはできなかったのですが、今使われている薬は、肝硬変の肝臓を元の柔らかい肝臓に戻すことも場合によっては可能になってきたのです。これは肝炎患者にとって大きな朗報といえるでしょう。

以上のことから、今後肝炎の中でもウイルス性肝炎については、患者数は減少傾向を辿るものと考えられています。

病気の新常識その10

「脂肪肝」から肝硬変を経て肝臓がんになる人が増えている

もう一つ、肝がんの要因となる肝炎のタイプとして「アルコール性肝炎」があります。これはその名のとおり、長期間にわたって大量にお酒を飲み続けることで起きる肝炎で、これもウイルス性肝炎と同じように時間をかけて肝硬変を経て、最後は肝がんに移行します。

すでに触れたとおり、日本人にはアセトアルデヒド脱水素酵素が少ない人が多いため、アルコール性肝炎になるほど大量にお酒を飲める人が少なく、このタイプの肝炎から肝がんになる人も割合としては少ないと言われています（伝統的にアセトアルデヒド脱水素酵素を持ち、またアルコール摂取量の多い沖縄県は除く）。

それよりもこれから注意しなければならないのが、ＮＡＳＨ（非アルコール性脂肪肝炎）という病気です。これはいわゆる「脂肪肝」からできていく肝炎のことで、これも肝硬変を経て肝がんになっていく点はウイルス性やアルコール性肝炎と同じです。脂肪肝が肝炎を引き起こす詳細なメカニズムはまだ明らかになっていません。腸内細菌の劣化、腸内環境の悪化を原因とするという説が有力ですが、メタボリックシンドロームが問題視されている日本において、特に注意を要する病気の一つといえるでしょう。

いずれにしても、現時点でNASHから肝がんになる人の数は、アルコール性肝炎から肝がんになる人の数をすでに超えているという報告もあります。太めの人、お腹の出っ張りが気になる人は、その意味でもダイエットを心掛けるべきなのです。

肝がんは、外科的手術も積極的に行われています。一部では腹腔鏡《ふくくうきょう》という内視鏡を用いた低侵襲《しんしゅう》手術（身体的ダメージの小さい手術）も導入されています。さらに、「肝移植」という奥の手もあります。

肝臓は再生能力の高い臓器なので、たとえ半分に切って別の人の体に移植しても、提供した側も移植された側も、半年から一年で肝臓は元の大きさ、元の形に再生されるという特性があるのです。

人間の数ある臓器の中でも、肝臓の病気については明るい兆《きざ》しが感じられます。とはいえ、油断は禁物なので、特にお酒の飲み過ぎと太り過ぎには気を付けましょう。

6 肺がん

肺がんの発見にはレントゲンよりもCTが確実

現在、飲食店を原則禁煙とする法律の制定に向けた議論が活発化しています。二〇一八年には「健康増進法」が成立しました。タバコの煙が肺がんの原因になるということは、多くの人が認識するところとなりました。

人間を死に追いやるがんの中でも、最も大きな苦痛を強《し》いる病気が肺がんです。がんはどれも、最後はがん性疼痛《とうつう》という強い痛みを伴うものですが、肺がんにはそれ以上に「呼吸苦」という苦しみがあります。

病気の新常識その11

肺がんの早期発見には、レントゲンよりもCTがお勧め

できることならそんな苦しみを経験することなく人生を全《まっと》うしたいもの。どうすれば肺がんから逃れることができるのでしょう。

他のがんと同じように、肺がんも「早期発見、早期治療」が予後を大きく左右します。しかし、肺がんの早期発見は決して簡単ではありません。なぜならがんのできる場所にもよりますが、場所的に心臓に隠れてしまう部分もあって、レントゲン写真があまり有効ではないからです。

もちろんレントゲン検査で肺がんが見つかることはありますが、これで見つかる頃にはすでに大きく成長していることが多いのが実情です。

なので私は、肺がんの早期発見のためには、レントゲンではなくCTによる画像診断をお勧めします。これは肺がん、特に気管支側（上部）にできるがんの発見に効果を発揮します。

このあたりにできる肺がんには、「長引く咳《せき》」という特徴的

な症状があります。逆に言えば、喘息《ぜんそく》や気管支炎、過敏性肺疾患でもないのに長期間にわたって咳が続く場合、呼吸器内科医は肺がんを疑うことになるのですが、そこでCT検査をすることが重要になってくるのです。

元から呼吸器系が弱い人は肺がんになりやすい――と考えている人は多いと思いますが、決してそんなことはありません。呼吸器の強い、弱いは、肺がんの発症とは基本的に無関係です。

また、タバコを吸わないから肺がんにはならない――と考えるのも間違いで、生涯で一度もタバコを吸ったことのない人でも、肺がんになる人は大勢います。

もちろん、タバコが肺がんのリスク要因であることは事実です。しかし、喫煙が引き起こす肺がんは、がんの中でも「扁平上皮《へんぺいじょうひ》がん」というタイプのもので、肺がんには喫煙の影響が少ない「腺がん」のほうが多いのです（肺がん全体の六〇%）。何より、自分で吸うよりも、タバコを吸う人の近くにいることで煙を吸い込む「受動喫煙」による発がんリスクのほうが高いことが明らかになっています。

自分で吸っても、吸う人の近くにいても、人体にとってタバコが害であることに変わりはありません。百害あって一利なしの毒物を「嗜好品《しこうひん》」などともてはやすことがナンセンスなのであって、近づかないことが何より重要であることは明らかです。

よく、副流煙《ふくりゅうえん》の害を減らそうとして空気清浄機を導入する人がいます。ホテルなどの施設でも、元は喫煙可能だった部屋に空気清浄機を入れて即席の禁煙室に仕立てるところもありますが、あれはほぼ無意味です。というのも、タバコの煙は一種の「ガス」なので、空気中の塵《ちり》や粒子を除去する空気清浄機では素通りしてしまいます。

副流煙の危険性を知るシグナルは「におい」。タバコの煙の「におい」がしたら、すでに自分が危険エリアにいることを認識する必要があります。その害を受けたくないのなら、速やかにその場を立ち去ってください。

早期発見のための検診タイミング

膵臓がん同様、肺がんの早期発見も簡単なことではありません。長引く咳のような明らかな症状がないのに、定期的にCTによる画像診断を受けるというのも現実

病気の新常識その12

「副流煙の害を減らすために空気清浄機を」はほぼ無意味

的な話ではありません。

　私などは、日本中の医師が自分や自分の家族を肺がんから守るために、どんな検査をしているのかを調査すると面白いと思っています。まだ完全には学術的なエビデンスがない中、それでも自分や家族を守るためにできること――として、医師たちが何を考えているのかは、私でなくても興味があるはずです。これこそ「医師の本音」といえるでしょう。

　肺がん治療に話を戻しましょう。現在の肺がん治療は、内視鏡やレーザー治療の普及で、従来と比べると飛躍的に技術が向上しています。

　レーザー治療というのは、気管支鏡という内視鏡の一種を気管支の中に挿入し、がんをレーザーで焼き殺す治療です。これは気管支鏡が届くエリアのがんに限定される治療法ですが、これでがんから生還し、元気に暮らしている人は少なくありません。

一方、気管支鏡が届かない場所にできると、従来のように開胸手術を余儀なくされます。もちろんこれも効果の期待できる治療ですが、「体を切る」「肺を切る」ということは患者にとって相応の負荷がかかります。術後のＱＯＬがある程度落ちることは覚悟する必要があります。

ここで「がん検診」の意味合いについて考えてみましょう。通常のがん検診に含まれている肺がんの発見手段はレントゲン写真の撮影だけです。これで早期発見が難しいことはすでに書きました。ではどうすべきか――。ここは医師によって意見の分かれるところだと思います。

一般のＣＴの場合は、被ばく量も大きくなるので、むやみに検査を受けることはお勧めできません。ただ、近年は低線量のＣＴ検査が可能な施設が増えているので、私は、五〇歳になったら一度肺の低線量ＣＴを撮る。そして異常が見つからなければ、以後、一年ごとの胸部レントゲン検査を行いながら、ＣＴを五年ごとに受けるとよいと考えます。ただし、この方法論には、きちんとした根拠はなく、これまでの経験に基づく勘のようなものです。

医者が勘でモノを言うな――と叱《しか》られるかもしれませんが、実際には医療の現場の多くで勘は使われています。その勘が功を奏してがんを早期で見つけ、治療に結びついているケースは決して少なくないことも事実なのです。医師の勘は占いやおまじないよりよほど精度が高いということを、ぜひ理解していただきたいと思います。

禁煙外来は本当に効果がある？

最近「禁煙外来」への受診を促すCMも流れるようになり、実施する医療機関も増えてきています。私のクリニックでは、禁煙治療が保険適応となった二〇〇六年よりも前の、まだ自由診療だった時代から禁煙治療を行ってきました。

タバコの害は、ニコチンという毒性物質の害によるもの。人間の脳には、タバコを吸った時に、このニコチンの受け皿になる部分があり、そこにニコチンが入り込むと「ドーパミン」というホルモンが分泌されます。

このドーパミンは別名「しあわせホルモン」とも呼ばれ、これが分泌すると多幸感が湧《わ》き上がってくる仕組みなのです。イライラした時にタバコを吸うと落ち着くとか、逆にタバコを吸わないでいると落ち着きがなくなる、というのは、このドーパミンがもたらす多幸感による現象なのです。

しかし、ニコチンは人間の体にとっては毒物です。毒と知っていながらやめられないのは、それを取り込むことで得られる多幸感を知ってしまったから。たちの悪い男にぞっこんになってしまった女性のような状況に似ています。ちょっとやさしい言葉（多幸感）に騙されて、本質的な悪い面が見えなくなっているのです。

こうして中毒となってしまった状態を「ニコチン依存症」と診断し、禁煙治療を行うのが禁煙外来なのです。

かつて禁煙外来では、ニコチンパッチといって皮膚に貼り付けることでニコチンを皮膚から体内へ吸収させる治療法や、ニコチンを含んだガムを噛むことで喫煙を我慢する方法が行われていました。両者も一定の効果が得られるので、現在も使われてはいますが、いずれの方法もニコチンを体に取り入れながら行うために、最終的にニコチンからの離脱が困難となるケースも少なくありません。

そこで、近年は、チャンピックスという内服薬を用いて行う新しい方法がとられるようになっています。この方法は、苦痛が少なく、成功率も高いため、私のクリニックではほぼ全例にこの薬が使われています。

「チャンピックス」には「ニコチンとよく似た成分」が含まれており、内服すると本来ニコチンが取り込まれるはずの受け皿に「ニコチンとよく似た形をした物質」が入り込みます。するとそれにつられてドーパミンも少しですが出るので、タバコを吸った時に似た多幸感も少し得られます。

この状況でタバコを吸っても、すでに受け皿は塞《ふさ》がっているので、ニコチンが入り込む場所はありません。つまり、多幸感がなくなって、「たばこのありがたみ」が感じられなくなるのです。さらに、タバコの嫌な部分までもが感じられるようになってくるので、自然にタバコから遠ざかることができる——というのが、チャンピックスを用いた禁煙治療の仕組みです。

恋愛も同じですね。相手のことを好きで仕方ない時は、よくない部分になかなか気づかないもの。ところがひとたび嫌いになると、「おそばの食べ方」までもが嫌いになってくる。まさに「生理的に受け付けない」という感情です。

私のクリニックでは、チャンピックスを使った禁煙治療により九割の人が禁煙に成功しています。

二〇〇六年から、禁煙治療に健康保険が適用されるようになりました。このことには賛否両論あります。元々その人の勝手でタバコを吸うようになり、その結果ニコチン中毒になった人が禁煙するのに、最初からタバコを吸わなかった人も保険料を納めている健康保険でカバーするのは不公平だ——という声があるのは事実です。

確かに、最初からタバコを吸っていない人が、快楽を求めてタバコを吸っていた人のためにお金を払うのはおかしな話です。もちろん「副流煙の害から逃れるため」という理由付けはできないこともないけれど、よく考えると理不尽な話です。

これは私の案ですが、タバコの税をグンと引き上げて、その税で禁煙治療の保険料を賄《まかな》うようにできるといいのかもしれません。そうすればタバコの値段がさらに高くなるので禁煙する人が増え、まさに一石二鳥です。

タバコを吸うと、がんだけでなく動脈硬化のリスクも高めます。しかも、自分だけでなく、周囲の人の健康生活をも脅《おびや》かす存在悪なのです。

タバコを吸うことで得られる唯一のメリットの「精神的に落ち着く」という要素も、脳でドーパミンが出ているだけのことで、脳以外の全身臓器は、強いストレス状態に陥っているのです。臓器だけでなく、血管は収縮し、酸化によって細胞の老化も進みます。快感を得られるのは脳だけで、体はダメージを受けている——。これは覚せい剤や麻薬と同じことです。それでも吸いたい人は、大きなビニール袋でも被って吸うしかありません。これなら人に迷惑をかけないから、副流煙による二次喫煙を完全に防げます。

最近は「電子タバコ」を吸う人が増えています。実はこれにも、従来ほどではないものの有害物質が入っています。しかも、電子タバコは煙がものすごく出る。タバコを吸わない人の目には非常に奇異な光景で、見ているだけで気持ちが悪くなるのは私だけではないと思います。

喫煙者の大半は、最初はほんの好奇心からタバコに手を出し、その快楽からやめられなくなっていきます。つまり、最初の好奇心さえ食い止められれば、自分の健康維持につながるだけでなく、人にも迷惑をかけなくて済むのです。

子供や孫をお持ちの方は、彼らが健康に長生きするためにも、タバコには手を出さないような教育をしてください。そして、もしあなたが喫煙者なら、子供や孫が真似《まね》をしないようにするためにも、この機会に禁煙に挑戦してほしいと心から思います。

7 食道がん

実は怖い逆流性食道炎

小澤征爾《おざわせいじ》さんや桑田佳祐《くわたけいすけ》さん、中村勘三郎《なかむらかんざぶろう》さんなど、日本を代表するミュージシャンや歌舞伎俳優が経験した食道がん。これは消化器系のがんの中でも、きわめてやっかいな病気とされています。

何がやっかいなのかというと、外科的な治療をする際に、きわめて大掛かりな手術を必要とする点です。胸と腋《わき》を大きく切開して手術するため、術後の痛みも生じやすく、傷跡も大きく残りやすいのです。

早期であれば胃カメラを使った内視鏡手術が可能ですが、必ずしも早期発見ができるわけでもありません。

病気の新常識その13

「お酒が好きな人」は食道がんになるリスクが高い

では、どんな人が食道がんになるリスクが高いのでしょう。それは、「お酒が好きな人」です。飲んだお酒が最初に通過する消化管が食道です。つまり、アルコールの攻撃を最初に受けるのが食道なのです。

もう一つ、アルコールが食道がんに関係する経路がります。それは逆流性食道炎という病気を介してのがん化です。お酒を飲むと、分泌される胃酸の量が増えます。増えた胃酸は時として胃から逆流して食道にまで上がってくることがあり、これが食道にとって大きなダメージを及ぼすことになるのです。

そもそも胃や十二指腸は胃酸の攻撃にも耐えられる構造になっていますが、食道はそうしたことを想定した作りにはなっていません。食べ物を溶かすほど強力な酸を持つ胃酸が逆流してくるわけですから、食道の受ける被害は甚大《じんだい》です。

逆流性食道炎があってもお酒をやめられないという人や、以前はお酒を飲めなかったのに訓練してお酒を飲めるようになった、という人がいます。

実は、こうしたタイプの人は、食道がんのリスクがきわめて高いことがわかっています。そんな人がお酒を飲もうものなら、医師から見れば、もはや「食道がんになりたくて仕方ない人」にしか見えません。

アルコールの飲み過ぎ以外にも、肥満の人は胃酸が逆流しやすくなり、やはり食道がんのリスクが高まります。メタボ体質でお酒が好きな人、さらに熱いものや辛いものなどの刺激物を好む人は、それだけ食道がんになる危険性が高いということができるのです。

これも胃がんの項で触れた胃カメラ検査を定期的に受け、監視体制を強める必要があります。胃カメラ検査では胃と十二指腸だけでなく、行きと帰りに食道の内部も観察します。

すでに触れたように、食道がんの手術は大手術です。手術でがんを取ることができたとしても、体の受けるダメージは大きく、合併症の不安も残ります。

中村勘三郎さんは、食道がんの手術後にARDS（急性呼吸窮迫《きゅうはく》症候群）を合併して亡くなっています。手術によって免疫力が低下すると、感染症や誤嚥《ごえん》性肺炎になりやすくなり、肺や呼吸器の病気のリスクが高まるのです。手術を受ける時は、その後の合併症までを視野に入れる必要があるのです。

お酒とがんの関係

昔から「酒は百薬の長」といわれてきました。しかし、この本でも書いているように、お酒（アルコール）が多くのがんの発症要因になっていることも事実です。確かに「アルコール摂取量が〝適量〟であれば、がんを含むあらゆる病気のリスクが下がる」という報告は存在します。

これはお酒を「まったく飲まない」「少しだけ飲む」「たくさん飲む」の三つのグループに分けて、平均寿命を比較した結果の報告で、「まったく飲まない」人よりも「少しだけ飲む」人のほうが寿命が長くなり、その後は飲む量が増えるほど再び寿命は短くなっていく――という傾向から導き出された説です。つまり、「少しだけ飲む」「まったく飲まない」「たくさん飲む」という順で長生きできるということなのです。

これを見ると、確かに少しくらいの酒なら飲んだほうがいいようにも見えます。

しかし、これにもからくりがあるのです。

まず、体質的にお酒を受け付けない人が無理して〝適量〟のアルコールを飲んでも、寿命は延びません。単に体にストレスをかけるだけなので逆効果です。

それから、この報告で「まったく飲まない」と答えた人の中には、飲み過ぎで医者から飲酒を禁じられている人も含まれていた可能性があるのです。この人たちは病気のリスクが高い人ということになるので、このようなハイリスクの人が一滴も酒を飲まないとするグループに入り込んでしまったことになるわけです。

その点は、報告した研究者がきちんと但し書きをしているのですが、「適量を飲んだほうが健康になる」という一面的な捉え方だけが世の中に広がってしまいました。医療や医学に関するこうした話題は、きちんと裏をとる必要があるのです。

もちろん「飲み過ぎが健康に害である」ことは疑いのない事実です。適量を超えて毎日二合以上飲む人は、脳と心臓系の病気が明らかに増えてきます。

ただ、「適量の飲酒」を奨励《しようれい》するのは、少し早計です。最近の研究では、「飲む量は少ないほど健康」「飲まなければ飲まないに越したことはない」という方向に傾きつつあるようです。

一方で、タバコと違ってお酒には「ストレス解消」という効果があることも事実です。お酒を楽しく飲んで気分がよくなる人には、「飲み過ぎない」という条件付きで、効果的に作用するということはできそうです。

コラム……「赤ワインは体にいい」は本当か

「適度なお酒は健康に役立つ」「酒は百薬の長」といいますが、それもほどほどに……という話はすでに述べました。では、「ほどほど」は守るとして、どんなお酒を選べばいいのでしょう。

よく「赤ワインに含まれるポリフェノールには抗酸化作用があって、アンチエイジングに効果がある」などといわれますが、好きでもないのに、あるいは料理に合わないのに、無理して赤ワインを飲む必要はありません。ワインが好きな人なら、その料理に合うワインを飲めばいいだけのこと。赤でも白でも好みで選んで構いません。ポリフェノールを摂りたいなら野菜を食べればいいわけで、トマトを食べながら白ワインを飲んだって同じことです。

そもそも「赤ワインに含まれるポリフェノールの有用性」というのは、皆さんが思うほどの強い根拠がある話ではありません。

一九九二年に、フランスのボルドー大学の学者セルジュ・レヌー博士が「フランス、スイス、ベルギーの人は、他のヨーロッパの国々の人よりもチーズやバターなどの乳脂肪や肉類、フォアグラなどの動物性脂肪を多く摂取しているにもかかわらず、心臓疾患が少ない」という点に着目し、その理由として赤ワインに含まれるポリフェノールを挙げたのです。

これが「フレンチパラドックス（フランスの逆説）」として世界中で広まり、赤ワインブームを起こしました。

もちろん、科学的な裏付けがないわけではなく、その後日本の研究機関が赤ワインの機能性について研究し、これに含まれるポリフェノールに動脈硬化を予防する作用が期待できる――と発表しています。ただ、赤ワインを飲んでいれば健康になるという単純な話ではなく、ましてや好きでもない人が無理して飲むものでもないのです。

メインディッシュが魚料理なのに赤ワインでは合わないと思えば料理に合う白ワインにして、その代わりにトマトやブロッコリーなどを添える――といったひと工夫があれば十分なのです。

妙な常識や固定観念にとらわれてする食事ほどばかばかしいものはありません。食べたいものを食べ、飲みたいものを飲むほうがよほど健康的というものです。私のようにたいしてワインの知識がないのなら、その料理に合ったものをお店の人に選んでもらえばいいわけで、浅い知識をひけらかすとかえって恥をかくだけです。

もちろん、ワインが苦手な人はビールでも焼酎《しょうちゅう》でも日本酒でも、好きなお酒を選んで構いません。私が血糖値が高めの患者さんによく言うセリフがあります。

「酒は飲みたければ適量飲んでも構いません。ただし、その分ご飯を減らすとか、締めのラーメンはやめるといった努力はしてください」

ただ、血糖値が高くて糖質制限をしている人は、焼酎やウイスキーのような蒸留酒を選ぶといいでしょう。いずれにしてもアルコールそのものに血糖値を高める作用はあまりないので、その点はあまり気にする必要はありません。

8 がんの予防法・治療法

ストレスと病気の関係は本当にある？

がんのリスクの中でも、「ストレス」の存在は軽く見ることはできません。統計学的な分析でも、その因果関係が指摘されているし、精神的な抑圧によって生じる活性酸素の働きは、確実にがんの発生と成長を助長します。

また、ストレスがある人の体では交感神経が活発になるので、血管が収縮して心臓は強く拍動します。その結果、血圧が上昇するなどして、心筋梗塞、脳梗塞などの血管系の病気を招く危険性も高まります。したがって、動脈硬化や高血圧、高コ

病気の新常識その14

質のよい十分な睡眠が、がんや血管の病気を防ぐ

レステロール血症、脂質異常症（高脂血症）などの人は十分な注意が必要です。

もう一つ付け加えたいことがあります。それは「睡眠」へのダメージです。

皆さんも経験があると思いますが、心配事や悩み事があると、寝つきが悪くなるものです。あるいは、若い頃にときめくような恋をした時も、同じように眠れぬ夜を過ごした人は多いはず。

これらも「ストレス」の一種で、精神的な不安があると、眠れなくなったり、眠れても睡眠の質が下がったりしてしまうことになりかねないのです。

「一日や二日眠れなくても死ぬわけではない……」と考えるのは早計です。眠れない日が一日や二日あるということは、その何倍もの日数を「質の低い睡眠」で過ごしていることになるからです。

病気の新常識その15

がん予防に効果的な食材はブロッコリーとスプラウト、ニンニク

質の低い睡眠では、たとえベッドの上で十分な時間を費《つい》やしていたとしても、疲労は取れません。それどころか、寝れば寝るだけ疲れが溜まることさえあり、それがまた新たなストレスとして蓄積される、つまり負のスパイラルに陥ることになるのです。

がんや血管の病気を防ぐためには、質の良い睡眠を十分に取る必要があります。「眠れない」という症状は健康を考えるうえでの危険信号に他ならないので、遠慮しないでまずはかかりつけ医に相談してください。近年、睡眠障害を専門とする睡眠外来を設置している医療機関も徐々に増えてきています。

がん予防にブロッコリーがいい？

近年、食品の持つ機能性の解明が進んでいます。一昔前の怪しげな健康食品とは一線を画す、アカデミックな検証を経て機

能性が認められるケースが出てきました。

そんな中で、私が特に注目するのがブロッコリーとその新芽のスプラウト、さらにニンニクです。これらは抗酸化作用がとても強く、がん予防に効果的な食材として知られています。ブロッコリーとニンニクを炒めて、そこにスプラウトを振りかければ、「がん予防の決定版」のような一品料理ができあがります。

サプリメントも使い方次第では効果が期待できます。栄養素は本来「食事」として摂るのが理想的ではありますが、それを補完する意味でサプリを使うのも決して悪いことではないと、私は考えています。

私が飲んでいるのはビタミンとミネラル、これにEPA（エイコサペンタエン酸）とDHA（ドコサヘキサエン酸）のサプリです。EPAとDHAは青魚の油に含まれる成分で、体に生じる炎症をしずめ、抗動脈硬化、抗老化作用が期待できるのです。私は日頃の食事でも魚を食べるようにしていますが、それに加えてサプリで補充することで、この二つの成分が不足しないように心掛けています。

一方のビタミンとミネラルは、バランスよく摂取することが重要です。これはナッツ類やさまざまな野菜、果物などを食べるように心掛けていれば、サプリを使わなくても何とか必要量を摂ることができると思いますが、バランスを考えて必要なビタミンとミネラルを含んだサプリメントを補助的に摂取しています。

私はサプリメントを飲むようになって一〇年以上が過ぎます。この間、診療やメディア活動、執筆や講演といったかなりハードなスケジュールをこなしていますが、体調は良好です。サプリメントの有効性に関しては、さまざまな意見がありますが「私が証明です」といったところでしょうか?

ただし、サプリはあくまで「補完」として使うものであって、サプリメントだけを飲んで食事は摂らない――というのでは本末転倒です。くれぐれも気を付けてください。

「がん放置療法」は正しいか?

「ほとんどのがんは治療しなくていい」と言いきる医師がいます。無駄な治療をすることで逆に寿命を短くしてしまう――という意見を、かなり断定的に言う医師です。この医師は、「がんに見えても切らなくていい病変」を「がんもどき」と称し、放置していいと言います。

確かに、治療を急がなくていいがんがあるのは事実です。しかし、どのがんが急を要して、どれが放置してもいいのか、その線引きは患者にできません。いえ、患者だけでなく、医師から見ても「切ってみなければわからない」というがんもあります。これをすべて「がんもどき」としてまとめてしまうのは、人の命がかかっている以上、危険なことといえるでしょう。

事実、早期にがんが見つかり、手術すれば間違いなく完治できたはずだったのに、この医師の話を信じて「がんもどき」として放置したため、進行して取り返しのつかない状況に陥った――という不幸なケースも耳にします。

私は、がんに対しては、「怪しきものは治療する」という前提で立ち向かうのが妥当だと考えています。もちろん、慎重に検証したうえで手術をするのか、化学療法や放射線治療にするのか、あるいは少し様子を見るのかを考えることは重要ですが、ただ「放置しろ」というのは、医師としてあまりにも無責任と感じるからです。

そもそも、がんの闘病の末に亡くなってから、「あの治療はすべきではなかった」

とか、「あの治療が命を縮めた」というのはフェアではありません。

事実、「抗がん剤を使うくらいなら、何もしないで最期を迎えたい」という人は少なくありません。

確かに、抗がん剤の副作用で命が縮まるケースがないことはありません。しかし、抗がん剤がすべてワルモノのように考えることに、私は強い抵抗感を持ちます。事実、抗がん剤で延ばせる命もあり、一日でも長く生きたいと考える人にとってはその願いを叶える有効な手段となり得るからです。

がんの終末期の医療の選択は、本人や家族の意見を最大限に尊重すべきであり、そこに私も異論はありません。医学的に極端すぎる意見を信じるのも患者の自由です。しかし、それを信じたために、本来なら治せた可能性のある病気を治せない状況に至らしめることは、やはりすべきではないと思います。

もし、私の患者さんにがんが見つかり、「放置したい」と言い出したら、私はそこに生じるあらゆるリスクを、丁寧に説明します。必要であれば、信頼できる専門医にも紹介します。その結果、やはり患者さんが放置するというのなら、その時は患者さんの意見を尊重するでしょう。

私も、「抗がん剤という薬は、絶対に使わなければいけないというものではない」と思っています。自分がもしがんになったら「使わない」という選択をするかもしれません。でも、自分のがんに対する有効性にエビデンスのある抗がん剤があるならば、おそらく使うと思います。

抗がん剤の効果を理解する必要性

一つ大きな問題として、「抗がん剤の効果」に対して、医療者と患者さんの間で、考え方に大きな隔《へだ》たりがあることは事実です。

「効果がある」という表現を聞いた時、患者さんは「治る」と考えます。しかし、医学的に「効果がある」というのは、「二年生きられる」とか、「がんが小さくなる」ということを意味していて、「根治できる」という意味ではないのです。

このギャップは非常に大きく、遺恨《いこん》を残すことにもなりかねません。

現在の医学の力では、抗がん剤で根治が望めるのは、急性白血病、悪性リンパ腫、精巣《せいそう》腫瘍、絨毛《じゅうもう》がんなど一部のがんだけです。それ以外のがんに対して「抗がん剤で効果がある」という表現を医師が使った時は、決して「根治」を目指すものではないということを、まずは認識しておく必要があります。

化学療法を行う時には、使う抗がん剤の種類と作用のメカニズム、副作用の出方やその対処法、何より「このがんに対してこの薬を使った場合、何割の確率で、どれくらいの延命効果が得られるのか」というデータを確認し、医師とよく相談のうえで治療を始めるべきで、「医師に丸投げ」という姿勢は避けるべきです。

よく「先生を信頼しているのでお任せします」という人がいます。これはある意味、医師にとってはうれしい言葉で、モチベーションを高めてくれることは間違いありません。

しかし、「信頼」と「丸投げ」は別物です。ましてがんのような重大疾患の治療において、患者がその治療をどこまで理解しているか――は、治療成果にも大きく関わってくる問題なのです。医師と患者がよくディスカッションし、場合によっては「治療をしない」という選択肢を含めて話し合い、双方が納得のうえで治療方針を定めていくことが重要なのです。

特に副作用についての理解は大事です。たとえ治療効果が期待できるとしても、副作用に苦しむだけの延命では、意味がありません。患者の年齢、家族の意向なども加味し、総合的に判断していくべきでしょう。

ただ、昔と違って最近の抗がん剤治療では、その副作用がかなりコントロールされるようになっており、重大な副作用で苦しむケースはかなり少なくなっています。十年前、二十年前の悲惨な闘病環境とは、大きく様変わりしていることも、知識として持っておくべきです。

セカンドオピニオンの際に最も有効な質問

化学療法が必要になった時、もしセカンドオピニオンを取るのであれば、「腫瘍内科医」「がん専門医」といった肩書を持つ医師に相談することをお勧めします。

そして、その時に最も有効な質問を紹介しましょう。それは、

「先生だったらどうしますか？」

医師に限らず、どんな職業の人でも、この質問を受けて咄嗟《とっさ》にいい加減な回答ができる人はいないでしょう。高度な専門知識を持つ人であるほど、「あなたならど

病気の新常識その16

セカンドオピニオンで最も有効な質問は「先生だったらどうしますか」

うします?」と訊《たず》ねられたら、正直な気持ちを口にするはずです。

そうした会話の中から方向性を探り、最後は患者さん自身の判断で治療方針を決めるのが一番です。

この時、患者本人と家族とで意見が食い違うことがあります。患者としては「苦しまないことを優先してほしい」と思っても、家族は「一日でも長く生きてほしい」と思うもの。これぱかりはお互いの気持ちがわかるだけに、一方的に決めるのも難しいでしょう。

でも、やはり最後は患者さんの意思を尊重すべきです。苦痛に耐えて延命することが、患者さんにとってどれだけ酷《こく》なことなのか——ということを、自分に置き換えて考えてあげることがとても大切です。

ちなみに、患者自身が認知症などで重要な意思の決定ができない場合、医師は家族に治療方針の判断を求めることになります。その時になってあわてないためにも、元気なうちに、将来のことを話し合い、家族の共通認識として持っておくことをお勧めします。

第2章

三大生活習慣病の必須知識2
心筋梗塞

心筋梗塞《しんきんこうそく》の前兆

お笑いタレントの前田健《まえだけん》さんは、二〇一六年四月に、四四歳という若さで亡くなりました。

レストランで食事をし、店を出たところで気分が悪くなり嘔吐《おうと》、そのまま意識を失《な》くして救急搬送されたものの、わずか一日半で亡くなりました。最後まで意識は戻らないままだったそうです。

実は前田さん、倒れた日は番組の収録で「運動会」に出場していて、この時すでに胸の痛みを訴えていたそうです。おそらく「不安定狭心症」という病気だったものと思われます。その結果、心筋梗塞を起こして命を落としたのです。彼が帰るべき場所は、家ではなく病院だったのです。

心筋梗塞という病気が、どのようにして発症するのかご存じでしょうか。

心臓の周囲には「冠動脈」という大きな血管があり、心臓はこの血管によって養われています。冠動脈は左右二本あって（図参照）、その名のとおり〝冠《かんむり》〟のよう

冠動脈

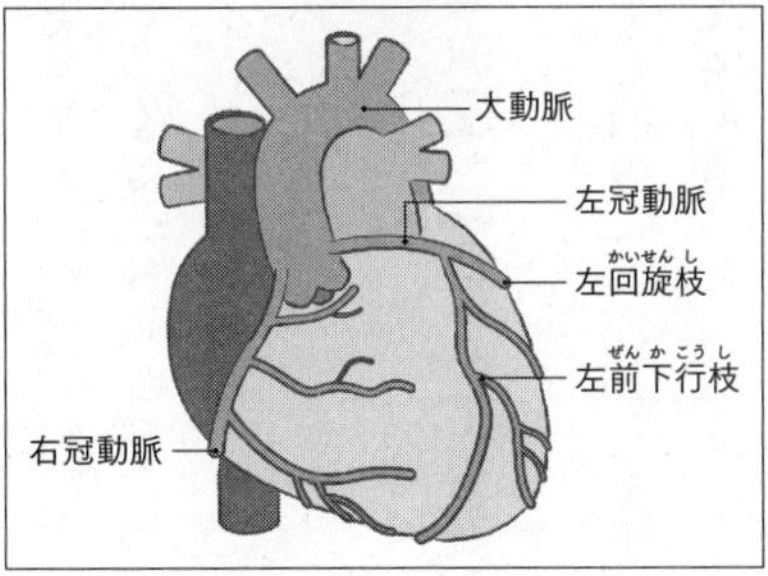

に心臓の上から右に一本、左は二本に枝分かれして走っています。血管の太さはちょうどストロー程度で、一番太い場所でも三～四ミリ程度です。

　この血管で動脈硬化が進むと、血管の壁は内腔にむけて瘤《こぶ》状に膨《ふく》らんで次第に厚くなっていきます。この瘤を「プラーク」と呼びますが、プラークそのものが次第に大きくなって内腔を塞ぎ、血流を止めるというわけではありません。プラークに何らかの刺激が加わって傷ができると、そこに血小板を中心とした血の塊《かたまり》ができて、これが血流を塞いでしまうのです。血流が途絶えると、その先に酸素や栄養が届かなくなり、心臓の筋肉が死んでしまう――これが心筋梗塞のメカニズムです。

心筋梗塞は典型的な生活習慣病です。したがって、この病気を未然に防ぐには、生活習慣を徹底的に見直し、改善していく以外に手はありません。危険因子は、過食、運動不足、高血圧、糖尿病、脂質異常症（高脂血症）、肥満やメタボリックシンドローム、喫煙、睡眠不足、飲酒（一日あたり二合以上）、ストレスなどさまざまで、多くはこれらが複合的に重なることで病気を進行させますが、たった一つのリスクだけでも命を落とすこともあるので、慎重かつ確実に対策を講じていく必要があるのです。

「高血圧」でなくても安心は禁物

少し前のことになりますが、血圧の正常値と異常値の境が変更になって、マスコミでも話題になったことがありました。

日本高血圧学会では、高血圧の基準値を「圧収縮期血圧」（上）が一四〇ｍｍＨｇ以上、「拡張期血圧」（下）が九〇ｍｍＨｇ以上と定めています。そして、これまで臨床の現場はもちろんのこと、日本人間ドック学会でも同様の基準値が採用されてきました。

ところが、二〇一四年、日本人間ドック学会がこれを見直し、収縮期血圧の正常上限値を一四八ｍｍＨｇ、拡張期血圧の正常上限値を九四ｍｍＨｇとすべき――との新基準を発表し、話題になりました。さらにこの新基準では、悪玉コレステロールなどの脂質の異常値の基準も、かなり高い値へと引き上げられたのです。

この新基準をテレビや新聞で知って鵜呑みにした結果、それまで「高血圧」や「脂質異常」だった人が、一夜にして「健常者」となってしまったのです。そして、薬の服用を中断する患者や、主治医に過剰診療とクレームをつける患者が現われるなどして、医療現場はちょっとしたパニック状態に陥ってしまったのです。

この基準値変更の背景には、元気な人を集めて血圧を調べてみたら、意外に高い人が多かった――という研究結果があります。実際に元気な人たちの血圧や血中脂質の平均値を出してみたら、従来の基準では「高血圧」や「脂質異常症」に入るような人が多かった。でも、その人たちは実際には健康だから、ならば基準を見直すべきだ――ということになったのです。

このように文章にして読むと、何となく妥当な変更のように見えるかもしれませ

病気の新常識その17

「高血圧」の新基準で判断するのは危険

ん。しかし、騙《だま》されてはいけません。

私たち循環器科の医師は、心筋梗塞を発症した患者さんを数多く診察します。瀕《ひん》死《し》の状態で救急外来へと運ばれてくるその患者さんは、心臓を養っている冠動脈に生じた動脈硬化によって心筋梗塞を発症しているのです。

動脈硬化は一日や二日でできる病気ではありません。高血圧や脂質の異常などが原因となって、一〇年、二〇年という長い年月をかけて進行し、ある日突然心筋梗塞を引き起こします。

つまり、この患者さんは、倒れる何年も前から血圧やLDL(悪玉)コレステロール値などが高めであり、それが原因で動脈硬化が進行していた可能性が高いのです。

もしも、一〇年前、この患者さんが自分の血圧やLDLコレステロール値が高いことに気づき、その対策として原因となる悪しき生活習慣を正していたとしたら、その後の心筋梗塞の発症をきっと防ぐことができことでしょう。

ところが、この患者さんは一〇年前、血圧やLDLコレステロールがすこし高めであったとしても、特に自覚症状もなく一見元気であったと考えられます。では、この患者さんが一〇年前に人間ドックを受けていたらどうでしょう。従来であれば高血圧と脂質異常として判定され、生活習慣の改善など促されたでしょう。ところが日本人間ドック学会が提案した「新基準」では、正常者となってしまうのです。日本人間ドック学会の判断には、心筋梗塞や動脈硬化の病気の成り立ちや時間経過の特徴が考慮されておらず、机上《きじょう》の空論で基準値を決めようとしているとしか思えないのです。

彼らの言うとおりに基準値を上げて得をする人がいるとすれば、それは上昇を続ける国民医療費に喘《あえ》ぐ国と、資金不足に苦しむ健康保険組合だけです。治療から外れる「元患者」も一見得をするように見えますが、治療をしないことで動脈硬化が進んでしまえば、いずれ重大な病気を引き起こし、大規模なコストもかかる治療が必要となってしまいます。そうなれば、今は得をするように見える国や保険者も、現状とは比較にならない高い金額を支出することになり、結果として自分の首を絞めるだけのことなのです。

「倒れた人」「病気になってしまった人」を診ている私たち臨床医から見れば、この新基準策定は「予防を講じるきっかけ」「生活習慣を見直すチャンス」を奪うことに匹敵し、納得のいかないものです。将来、心筋梗塞で命を落とす患者が増えた時にあわてても遅いのです。

せめてこの本を読んでくださっているあなたには、正しい知識を持って日々の生活を見直してほしいし、そうすることで健康長寿を実現してほしいと願っています。「ラクな基準値」に甘えるのではなく、自分自身を厳しく律する姿勢を持って、生活改善に臨んでほしいと心から思います。

コレステロールは関係ない?

最近の話題で興味深かったものに、「動脈硬化とコレステロールは実は関係ない」という話があります。

二〇一三年にアメリカの心臓病学会が「心血管疾患リスク低減のための生活習慣マネジメントのガイドライン」を発表しました。そこで「コレステロールの摂取量を減らしても血中コレステロール値が低下する科学的根拠は得られない」との見解が出されました。

これを受けて日本でも、二〇一五年に厚生労働省は「日本人の食事摂取基準」で、これまで成人は男七五〇ミリグラム、女六〇〇ミリグラムを上限としていたコレステロールの摂取目標量を撤廃しました。

つまり、動脈硬化を予防するためにコレステロールは気にしなくていい、たまごが好きな人はいくつでも好きなだけ食べて構わない——という話になってきたのです。従来の栄養指導を守ってきた日本の医師や栄養士には、衝撃的な内容でした。

しかし、この話にも落とし穴があります。

私の臨床経験上でも、確かにたまごを食べてもコレステロールが上がらず、中性脂肪に影響が出ない人はいます。ただ、コレステロールや脂質代謝の治療が必要なレベルの人は、やはりたまごを食べると数値が上がってしまうのです。

なぜかというと、病気の水準まで悪化している人は、体質的にコレステロールや脂質を分解する酵素の量が少ないことが関係しているものと思われます。ところが、大規模臨床調査では、そうした人のデータは平均値の中に沈んでしまい、有意差として表われにくくなってしまうのです。

実は日本で、たまごとコレステロールの関係を探る研究が行われたことがありました。

その結果を、わかりやすく九人のデータにたとえて考えてみましょう。九人の被験者に同量のたまごを食べてもらったところ、三人が悪玉コレステロールの値が上昇し、三人が変化なし、そして残りの三人は数値が下がる——という「三等分」に分かれてしまったのです。これを「平均」で見れば「変化なし」となります。実際に悪化した人のデータが見えなくなる「統計のマジック」がここでも顕在化した形になります。

医学の世界で頻繁に使われる「エビデンス」という言葉。しかし、その内容を深く検証していくと、意外な落とし穴があることが珍しくないのです。

ついでなので、女性の高脂血症についても触れておきましょう。

「女性はコレステロールが高くても健康に問題はない」という考え方の医師がいます。確かに日本動脈硬化学会による『動脈硬化疾患予防ガイドライン』でも、「閉経前の女性では、LDLコレステロールが高くても非薬物治療が中心になる（ただし家族性高脂血症の人は除く）」としており、運動や食事などの生活指導を行うことを勧めています。

女性は閉経の時期までは女性ホルモン（エストロゲン）の作用で動脈硬化を起こしにくいため、喫煙者でない限りコレステロールは放っておいてもいいという考え方がこれまで一般的でした。

しかし、実際の臨床現場で診ていると、こうした考え方を鵜呑《うの》みにすることの危険性を感じるケースが少なくありません。

確かに女性ホルモンの分泌が減少する閉経以降、女性の脂質異常症（高脂血症）は急増します。そのうちおよそ七割の患者さんは、数値が高くても実際の血管に異常は見られないのですが、残る三割近くの人には頸動脈にプラークが見つかるのです。この人たちは生活習慣を正し、必要に応じて治療を始めるなどしないと、将来・狭心症や心筋梗塞で命を落とす危険性が高まってしまうのですが、「女性は大丈夫」という言葉を信じてしまうと、そのまま放置されることになってしまいます。

こうして「エビデンス」という看板の裏にある落とし穴に落ちてしまう人を、私はこっそり「負け組」と呼んでいます。現在の医療の枠組みに収まって安心してい

病気の新常識その18

エビデンスやガイドラインに頼り切るのはとても危険

ると、何割かの人は自動的に負け組に入れられてしまうのです。

私はそんな負け組の人を、一人でも勝ち組に移したいと思っています。その時に、大きな要因となるのが「タバコ」なのです。

これは私の経験的な観測なのですが、負け組女性の中に、「夫が喫煙者」というケースが多く見られるような気がしています。つまり、この女性たちは自分自身がタバコを吸わなくても、受動喫煙という形で副流煙を吸い込み、血管の劣化を促進しているのです。

ある調査によると、受動喫煙が原因で脳梗塞を起こす人の数は、年間八千人に上るといわれています。これはかなりのハイリスクといえるでしょう。

こうしたことは、一人ひとりの患者さんに詳しく話を聞いていかなければ見えてきません。単にガイドラインなどに沿って仕分けをしていったのでは、絶対に救い出すことはできないのです。

家庭教師のＣＭではありませんが、医療も予防も「個別指導」が大事なのです。エビデンスやガイドラインはあくまで「大枠」であって、それだけに頼り切るのは危険だということをぜひ知っておいてほしいと思います。

狭心症と心筋梗塞の関係性

心筋梗塞と並んで、突然死の原因となる狭心症。これも心筋梗塞と同様に冠動脈の血流不全が原因となる病気です。狭心症には冠動脈にプラークができることによって内腔が狭くなるタイプと、冠動脈が痙攣《けいれん》して収縮して内腔が狭窄《きょうさく》するタイプとがあります。

前者は「労作《ろうさ》性狭心症」と呼ばれるもので、安静にしていると無症状ですが、運動すると心臓の酸素の需要が多くなるために狭い冠動脈を流れる血液では供給が追いつかなくなり、胸痛が生じます。ただし、安静にすれば次第に需要と供給のバランスが取れて発作が治まるのです。現実には狭窄が八割に及ぶ、つまり開通してい

病気の新常識その19

心筋梗塞の前に必ず狭心症が起きる、わけではない

る口径面積が全体の二割以下まで狭くならないと症状は出ません。

一方、後者は安静時でも発作的に冠動脈が痙攣して強い狭窄が生じるために症状が現われます。「異型《いけい》狭心症」と呼ばれるもので、安静時に発作が生じるため「安静時狭心症」とも呼ばれるタイプです。

いずれのタイプも発作中は心臓に不整脈が生じやすくなり、最悪の場合には突然死を引き起こす危険性があるのです。

狭心症は冠動脈の内腔が狭くはなるけれど、完全には閉塞していない状態といえます。一方、心筋梗塞は完全に閉塞してしまった状態であることから、狭心症が悪化したものが心筋梗塞と思われがちです。確かに、狭心症を頻繁に繰り返したのちに、心筋梗塞に至るケースはあります。

ところが、実際に心筋梗塞を発症した人を調べてみると、その発症前に狭心症の発作がなく、初めての発作が心筋梗塞であ

ったというケースが多々あることがわかったのです。

私が医学部を出て医者になったばかりの頃は「血管の中に瘤ができるのが狭心症。瘤が大きくなって血流を完全に止めてしまうのが心筋梗塞」と教えられていました。

ところが考え方が大きく変わってきたのです。ＡＣＳ（acute coronary syndrome＝急性冠症候群）という病態で、血管内にできた瘤が血圧上昇などを契機に破裂し、その破裂した箇所に血小板《けつしょうばん》などの物質が集まり血栓《けっせん》ができて血流を止めることで心筋梗塞が起きる――というメカニズムがわかってきたのです。

こうなると、瘤の大きさは関係ありません。大きくても小さくても、それが破裂すれば心筋梗塞を引き起こす危険性はあるわけで、心筋梗塞の前段階として必ず狭心症が起きるということではないということが明らかになってきたのです。つまり、狭心症と心筋梗塞は、近い存在ではあるものの、「別の病気」と考えたほうがいいでしょう。

したがって、「狭心症のうちは安心」などと考えるのは間違いだし、狭心症の症状がなくても、ある日突然心筋梗塞を起こすことがあるので、油断できません。

「小龍包《しょうろんぽう》」と「肉まん」で理解する心筋梗塞

心筋梗塞のきっかけは血管内の瘤が破裂してできる〝傷〟です。では、なぜ傷ができるのでしょう。これには色々な説があります。

二〇〇九年の東京マラソンに出場したタレントの松村邦洋《まつむらくにひろ》さんが、急性心筋梗塞で倒れたことを覚えている人は多いと思います。当時の松村さんは、体型こそ肥満傾向でしたが、テレビで見る限り元気でした。周囲にはトレーナーも付いていたはずですので、心臓に痛みがあれば無理して出場などしなかったはずです。

でも、結果として彼は倒れました。ということは、レースに出る時点で「冠動脈の内腔を占める割合が八割には満たないもののプラークがあった」ということになります。その状況で出場し、寒さ、緊張、興奮などの要因が作用して血圧を高め、血管を縮め、血管内の瘤が破裂しやすい状況を作り出したのでしょう。その傷が契機となって生じた血栓によって、一瞬で彼の冠動脈は詰まって血流が途絶《とだ》え、心筋梗塞を発症。さらに合併症として生じた危険な不整脈によって心臓が痙攣して意識を失って倒れ込んだのです。

松村さんは、おそらく本番までに何度も練習で走っていたはずです。なのになぜ、練習ではなく本番で発症したのか。これは興奮や緊張、過度のストレスが関係していると見ていいと思います。

リラックスしている時は自律神経のうち副交感神経が優位になっていますが、緊張したりストレスを感じた時には、交感神経が高ぶります。体が「戦闘状態」になるのです。交感神経が優位になると、血管は痙攣しやすくなり、血管が縮まるので血管の抵抗が増します。同時にポンプである心臓は強く、速く動くようになり、多くの血液を血管に送り込もうとするので血圧が高くなります。興奮や緊張をすると、心臓が「ドキドキ」と高鳴るのはそのためです。こうして血管に緊張が走ると、その衝撃で内部の瘤にも圧がかかり、傷つきやすくなるのです。ちょうど「チーン！」と思い切り鼻をかんだら、その勢いで鼻血が出てしまうような感じでしょう。

ところで、血管に生じるプラークは、表面が皮膜で覆われていて、その中に酸化したＬＤＬコレステロールなどの油が詰まっています。皮膜が傷ついて中身が血液に触れると、そこに血栓が生じるわけです。

血管の中にできる危険な瘤は、たとえていうなら「小籠包」のようなものだと思ってください。それほど大きくはないけれど中身は油がいっぱいで、薄い膜に覆われています。このような傷つきやすい状態の血管の瘤を、「不安定プラーク」と呼びます。

一方、中の油は少なめで、外側は厚い皮で覆われている「肉まん」のような瘤であれば、たとえ大きめであっても傷つきにくく中身が飛び出す危険性も少なくなります。これを「安定化プラーク」と呼びます。

同じ瘤でも、「小籠包」より「肉まん」のほうが安全です。

心筋梗塞のうち、「肉まん」のような皮の厚い瘤が破裂して心臓発作を起こすのは全体の一四%。残りの八六%は「小籠包」のような小さめの瘤が破裂して起きる心筋梗塞です。つまり、コブが小さくて狭心症の症状がでない状態だからといって安心できないばかりか、むしろ危険ということなのです。

さらに詳しく見ていくと、心筋梗塞の五九%は、元の瘤の大きさが血管の口径の二五%以下という小さなもので、中には瘤には見えないような小さなふくらみのものもあります。これではとても前兆など期待できるはずもなく、ある時突然の激痛に見舞われることになるのです。

このように、心筋梗塞の発症を未然に見つけることは簡単なことではありません。MRIやCTによって冠動脈のプラークの状態を把握することができるようになりましたが、これらの画像診断で「異常なし」といわれた翌日、心筋梗塞を起こす可能性だってあるのです。

そのリスクを防ぐには、地道な取り組みを確実に行っていく以外にありません。血圧を下げ、糖尿病の人は血糖値をコントロールし、脂質異常症（高脂血症）の人はコレステロールや中性脂肪を下げる薬を服用し、適度な運動をして肥満を防ぎ、タバコは吸わない（タバコを吸う人の近くに寄らない）、質の高い睡眠をとり、ストレスを溜めないように努力することに尽きるのです。

心筋梗塞の発症を未然に防ぐ手段は、派手（?）な高額の検査ではなく、むしろ地味な、日頃からの生活習慣にあるのです。

血管年齢と血管力

心筋梗塞や狭心症から身を守るために必要なことを、一言で表わすとしたら「血管力を鍛える」ということになります。

私の師匠にあたる高澤謙二《たかざわけんじ》先生（東京医科大学病院健診予防医学センター特任教授）は、「血管年齢」という言葉を作ったことでも知られています。血管年齢とは、血管の硬さから、その劣化具合を示す指標のこと。

脈を打つたびに「ドキン、ドキン」と血管も波を打ちます。これを「脈波」といいますが、この脈波の波形は血管の硬さによって微妙に異なります。この「差」を定量化することで血管が何歳相当に硬くなっているかを推定したものが血管年齢です。

ただ、動脈硬化は「柔らかいもの」が積もり積もって硬さを増していくことでできていく病変です。その過程において、血管壁はまだそれほど硬くなくても、内壁には柔らかいプラークがあちこちにでき始めていることも少なくありません。する

病気の新常識その20

心筋梗塞や狭心症を防ぐために必要なことは「血管力を鍛える」

と、血管年齢は正常域でも、実際には血管の内側に「小籠包」のような瘤ができているということがあるわけです。

そこで、「血管年齢」という概念、つまり「血管のしなやかさ」のみならず、その内腔の瘤のない状態までをあわせて「血管力」と呼ぶことにしたのです。

血管力の要素の一つである血管の内腔の滑《なめ》らかさを見る方法として私が有効活用するのがエコー、つまり超音波検査です。特に頸《けい》動脈をエコーで見ると、血管の中の瘤が鮮明に見えます。これは見る者に衝撃を与えます。

無症状の生活習慣病の患者さんに、いくら医者が「治療が必要だ」といったところでなかなか真剣に考えようとしてくれません。しかし、そんな楽天的な患者さんも、一度エコーで動脈の中の瘤の存在を見せられれば、放っておいてなどいられなくなります。

事実、その瘤にわずかな傷ができただけでも、血栓ができて心筋梗塞や脳梗塞を引き起こしかねません。画像を見ながらそんな説明を聞けば、治療に対する積極性が湧き上がってくるのも当然です。

つまり、このエコーの画像から考えられる血管病変のリスクと、先に紹介した血管年齢を加えたものが「血管力」なのです。

血管力が弱い人は、まずは生活習慣を徹底的に改善し、喫煙者であれば禁煙に挑戦してもらいます。ただ、エコーの力は甚大で、自分の頸動脈の現状を目《ま》の当たりにした人は、その恐ろしさから比較的苦労することなくタバコをやめられる人が多いものです。

血管の中に一度できた瘤は、薬を使ってもそう簡単に消し去ることはできません。でも、柔らかくて傷つきやすい「小籠包」のような瘤を、比較的安定化した「肉まん」のような瘤に変化させることは可能です。不発弾の周囲をセメントで固めて「とりあえずの危険」を軽減するような治療が行われます。

「小籠包」を「肉まん化」するには、まず動脈硬化の原因となる悪しき生活習慣を正すことです。加えて生活習慣病に対する適切な治療とともに、必要に応じてプラークそのものに対して炎症を抑えて皮膜を丈夫にするような内服治療も行います。

これまで、動脈硬化を引き起こす食生活として、塩分や脂質の過剰摂取が問題視されてきました。その重要性は現在も変わりませんが、近年、特に炭水化物、糖質の影響が注目されるようになってきました。

糖質というのは、従来は唯一「脳の栄養素になる物質」と考えられてきましたが、実は、糖質をどれだけ摂れば健康になる——という栄養学的なエビデンスは存在しません。逆に、「少し糖質を制限したほうが病気を防げる」というデータのほうがはるかに多い。

作家の桐山秀樹《きりやまひでき》さんは、徹底した糖質制限で糖尿病を克服したことから、糖質制限の申し子のような存在としてメディアでも繰り返し取り上げられてきました。そんな桐山さんが心不全で急死した時（二〇一六年）は、「糖質制限が原因だったのか！」と、ちょっとした騒ぎになったものです。

私の考えを書かせてもらうなら、桐山さんの死因は糖質制限とは直接の関係はない——というものです。逆に、糖質制限を徹底したからあそこまで生きられた、と言うことができるのかもしれません。

報道によると桐山さんは、亡くなる直前に散歩をしていて歩けなくなり、タクシ

病気の新常識その21

糖質は少し制限したほうが病気を防げる

ーで帰宅したそうです。これは非常に重大なシグナルで、普段どおりに歩けない、あるいは人と同じ速度で歩けない、といった兆候が心不全が原因だったと考えられます。

冠動脈の動脈硬化が進行してその内腔の狭窄《きょうさく》が進むと、そこを流れる血液によって運ばれる酸素の供給が、運動に伴って増す心臓の需要に追いつかなくなって狭心症を引き起こします。すると心臓は十分な収縮を行えなくなり、心不全となるのです。ただし、しばらく休めば需要と供給のバランスが保たれて発作は治まります。

桐山さんの冠動脈の狭窄はかなり進行していて、かつそのプラークが傷つき、血栓ができては溶けるという状況を繰り返す、非常に不安定な状態にあった可能性があります。このようなケースは不安定狭心症と呼ばれ、特に心筋梗塞へと移行しやすい非常に危険な状態と考えられているのです。

桐山さんは重度の糖尿病でした。糖尿病の人は神経がダメージを受けているため「痛み」を感じにくくなっていることがあります。本来「痛み」という症状を示す狭心症や心不全があっても気付かない可能性は十分にある。気付くのは「なぜか理由はわからないけれど歩けない」ということだけ――。

ここからは私の推測ですが、桐山さんは自身の行った糖質制限があまりにも大きな成果を収めたことで、「負の財産」までが帳消しになったと考えてしまったのではないかと思うのです。つまり、「自信」が「過信」になっていた可能性があるのではないか――と。

本を書き、人に健康を説いているうちに、健康を取り戻したことへの過信が油断を生み、その油断が危険なサインを見過ごしてしまった。以前の桐山さんなら「歩けない」という症状をもっと重視していたのではないか、と思うと、悔やまれます。

ちなみに狭心症や心不全の症状には、「歩けない」の他にも、手のしびれ、肩がこる、胸焼けなどの症状がありますが、糖尿病の人はこうした症状にも気付かない可能性があるので要注意です。

桐山さんは、徹底した糖質制限で糖尿病を克服したことは事実です。これはとて

病気の新常識その22

糖尿病を経験した人の血管には「負の遺産」が残る

も立派なことで、彼の取り組みは称賛に価《あたい》します。

ただ、一度糖尿病を経験した人の血管には「負の遺産」が残ります。元々糖尿病を経験したことのない人の血管とは、どうしても傷み方が異なるのです。糖質制限の成果で「小籠包」が「肉まん」になっていた（安定化していた）としても、その数が多ければどうしても破裂のリスクは残るのです。

劇的な改善を見た後も、フォローは怠《おこた》らない――。そんな堅実な姿勢を続けることが、何よりも重要なのです。

コラム……痛みの原因の探り方

手のしびれや肩こりの原因が心臓にあるとは、普通の人は思いつきにくいかもしれません。

そもそも人間の体を発生学的に見ると、心臓は胎生期の発達が、左腕、のどや胃袋の左側と同じで、神経もつながっています。そのため心臓に異変があると、脳が混乱してそうした部位に症状を感じることがあるのです。こうした「脳の混乱」によって起きる痛みを「関連痛」と呼びますが、肩こりや胸焼けが心臓の異変である可能性があるのもそれと同じメカニズムによるものです。

胸に痛みがあって病院を受診すると、まず心臓から疑います。緊急性の高い臓器や疾患から疑っていくものなのです。

私の知り合いのジャーナリストは、胸のあたりに痛みを訴えて病院を受診したところ、まず心臓を調べて異常がないことを確認し、そのあとで胃の内視鏡検査をしたところアニサキス（魚の寄生虫）が見つかったそうです。アニサキスが胃に入ると、胃酸に触れないように襞《ひだ》の陰に隠れて、胃の壁面を嚙みちぎろうとします。その痛みは想像を絶するもので、大のおとなでも涙を流して苦しむほどです。

彼は「心臓よりも先に内視鏡検査をしてくれれば、それだけ早く痛みから解放されたのに」と言いますが、この病院の判断は医学的に見て妥当なのです。

ちょっと話は脱線しますが、このジャーナリストを襲ったアニサキスの感染源は、安い居酒屋で食べたシメサバだったようです。アニサキスは酢で締めた程度では死なないのです。高級な鮨屋さんでは握る前にネタをきちんと点検して、もしアニサキスが見つかればピンセットで取り除いていますが、安い居酒屋でそのサービスを求めるのは現実的ではありません。食べる前に魚をよく見て、自分で点検する以外に予防する手段はないのです。そもそもアニサキスは決して珍しい寄生虫ではなく、私もたまに見つけることがあります。

そして、よく点検したうえで食べる時も、よく嚙んでから飲み込むことが大切です。アニサキスは小さな糸ミミズのようなものなので、よく嚙むことで嚙み殺すことができます。私などは怪しげな店で魚を食べる時は、飲み込む前に百回は嚙みます。

魚を食べることの効果

脂質異常症（高脂血症）の代表的な薬に「スタチン」がありますが、この薬は非常に優秀で、どの臨床試験でもすべて効果が出ています。血中のＬＤＬ（悪玉）コレステロール値を下げる作用を持っていて、これを服用することで、狭心症や心筋梗塞、脳梗塞など血管系の重大疾患のリスクを下げることがわかっています。

ただ、そんなスタチンを使っても、コレステロールがすべてきれいに消え去るわけではなく、一定のリスクは残ります。これを「残存リスク」と呼びますが、この対策が近年の血管系医療界の大きな話題でした。そこで一躍脚光を浴びることになったのが、先に触れたＥＰＡ（エイコサペンタエン酸）です。

スタチンの服用で血中コレステロール値を一定程度下げた人に、ＥＰＡを追加投与したところ、下げ幅がグンと深まったのです。

動脈硬化が進んでいる人にとってのＥＰＡの機能は非常に好ましいもので、瘤の中の脂を減らす、瘤や血管の膜を丈夫にする、炎症を抑える、血液をサラサラにす

——など、血管にとってはいいことずくめ。近年ではこれに似た作用を持つDHA（ドコサヘキサエン酸）を配合した薬も出始めていて、さらなる効果の上乗せが期待されています。

動脈硬化や脂質異常症（高脂血症）、高コレステロール血症の人にとって、スタチン、EPA、DHAの組み合わせは、現在のところ最強のタッグといえます。

EPAについては「製剤」としての臨床試験が進められていますが、それ以前の「魚を食べる人」と「食べない人」の比較試験でも、「魚を食べる人」のほうが脳卒中を引き起こすリスクが低いことが明らかになっています。その意味でも、この本をご覧の皆さんには、魚を中心とした食生活をお勧めします。

もちろん、魚が苦手な人であれば、サプリメントとして利用するのもアリです。以前からEPAはDHAとセットで紹介されることが多く、この二つを合わせたサプリメントも売られています。

機能性素材としてはEPAの研究が先行していたので、生体内での作用が明確になったのもEPAが先でした。そのため、EPAの「血液サラサラ効果」が脚光を浴びる陰で、DHAの解明は後手を踏んでいた印象があるのですが、近年はDHA

病気の新常識その23

EPAとDHAはセットで摂るべき

の機能性も明らかになってきています。その「機能」とは、「炎症を抑える作用」です。

以前は、ＥＰＡは血管を改善し、ＤＨＡは脳の機能に効果があるのではないか——と見られていた時期がありましたが、最近の研究でＤＨＡには動脈硬化の炎症を止める「炎症終焉《しゅうえん》メディエーター」という働きがあることがわかってきたのです。

加えてＤＨＡには「中性脂肪を下げる」という機能もあります。コレステロールに「悪玉（ＬＤＬ）」と「善玉（ＨＤＬ）」の二種類があることは皆さんもご存じだと思いますが、中性脂肪は自身が悪玉物質であるだけでなく、中性脂肪の存在が悪玉のＬＤＬを高め、善玉のＨＤＬを減らす作用を持っています。

悪玉コレステロールに中性脂肪が関与することでＬＤＬは小型化し、より動脈硬化を進める方向に導いてしまうのです。これを「超悪玉化」と呼び、強い警戒が必要になるのですが、ＤＨＡは悪玉族の枢軸《すうじく》である中性脂肪の働きを抑え込み、超悪玉化を抑制する働きを持っているのです。

以上のことから、私はEPAとDHAはセットで摂るべき——と考え、私自身もそうですが、患者さんにも推奨しています。

EPAもDHAも、どちらも青魚に含まれる成分ですが、意外なことに天然マグロの赤身には、このいずれも含有量が非常に少ないのです。その一方で、近畿大学が養殖に成功したことで話題になった「近大マグロ」には、EPAもDHAも豊富に含まれている。

近大関係者に聞いた話では、「エサの違い」だというのですが、天然ものより養殖のほうが食べた後の機能面でも優れているというのは、ちょっと面白い話ですね。

「ステント治療」は効果的だが急場しのぎである

近年は「血管内治療」が進歩し、従来なら大手術を余儀なくされたような症例でも、小さな傷口で入院期間も短く済ませることが可能になってきました。

病気の新常識その24

ステント治療は根治療法ではない

血管内治療とは、脚の付け根などから「カテーテル」という細長い器具を挿入し、その先に付いた器具を駆使してさまざまな処置を行う手法です。狭心症で狭くなった血管を内側から風船を膨らませて拡張し、そこにステントと呼ばれる金網を留置することで再狭窄を防ぐ治療は、すでに一般的なものになっています。

この治療法は、最初は風船で拡げるだけの技術でしたが、その後ステント留置、さらにはステントに血管の再狭窄を防ぐ薬を塗り込んでおく「薬剤溶出ステント」の開発など、年を追うごとに進化を続けてきた領域です。

ある意味、血管治療の最先端を行く技術のように思われがちですが、そこに落とし穴があることを、ぜひ知っておいていただきたいと思います。ステントは「急場しのぎ」なのです。

血管内にステントを入れることで、その病変が改善することは事実です。しかし、それはモグラたたきのようなもので、一カ所にステントを入れたから安心できるというものではなく、そもそも血管の狭窄が起きる人というのは、他の場所にも起きる危険性が多く、それがいつどこで顔を出すのかわからない――というのが本当のところなのです。

私が若い頃に担当した患者さんの症例で、こんなケースがありました。心臓の造影検査で血管が狭くなっているところがあり、血管内バルーン拡張治療を実施しました。当時はまだカテーテルのない時代で、風船で膨らますだけだったのですが、治療は無事に成功しました。

この時、もう一カ所狭窄しているところがあったのですが、「大丈夫だろう」という判断で、手を付けなかったのです。

その後一年ほど経って、その患者さんが救急搬送されてきました。心筋梗塞です。私は一年前のことを思い出し、「あの時もう一カ所も風船で膨らませておけばよかった」と後悔しました。

ところが調べてみると、この時血流を止めていたのは、前に拡張術をすべきか悩んだ狭窄した場所ではありませんでした。そこは当時と変わらない状態で残っていて、当時はまったく異変のなかった場所が血栓によって詰まって心筋梗塞を引き起こしていたのです。

血管に一度病気が見つかった人は、再発するリスクを抱えています。ステントは確かに有用ですが、効果があるのは金網を留置した部分だけで、他の大部分はリスクが残ります。どこに再発するかは誰にもわからないし、これを突き詰めていくと血管の全域にステントを埋め込まなければならなくなってしまう。まさに「ステント人間」です。

そう考えると、ステント治療を頼りにすることが本質的な健康維持ではないことがご理解いただけるのではないでしょうか。

大切なのは、血管を若く保ち、「小籠包」を作らないことなのです。地味な取り組みかもしれないけれど、血圧を低く保ち、血糖をコントロールし、脂肪分の摂取量を抑え、タバコやアルコールを控え、ストレスを溜めないように心掛ける以外に手はないのです。

睡眠時無呼吸症候群が血管に与えるダメージ

話は逸《そ》れますが、血圧が高めの人に注意してほしいことに「睡眠中の呼吸」があります。睡眠中に呼吸が止まる「睡眠時無呼吸症候群」という病態については皆さんもご存じでしょう。

ずいぶん昔になりますが、新幹線の運転士が走行中に強い眠気に襲われて、居眠り運転状態に陥ったことがありました。この時は自動制御装置が作動して事なきを得たのですが、その後自動車事故などの温床として注意喚起がされるようになりました。

横綱の大乃国《おおのくに》（現・芝田山《しばたやま》親方）は、横綱昇進時に睡眠時無呼吸症候群のため本来の力が発揮できず、力士生命を短くしてしまったことを後に語っていますが、健康を考えるうえで、これは意外に大きなダメージを及ぼしているのです。

睡眠中に呼吸が止まると、その影響で血圧は急降下と急上昇を繰り返し、大幅に変動します。

血圧の変動が大きいほど脳卒中や心筋梗塞などの血管系のイベント（発作）を引き起こしやすくなります。「突然死」として処理される人の中に、一定の割合で睡眠時無呼吸症候群が呼び水になって発作を起こした人が含まれているものと思われています。

私の外来に通う六〇歳の女性の話です。閉経からまだ一〇年ほどなので、普通なら動脈硬化のリスクはまだ低いはず。なのに彼女は、高血圧のガイドラインでは「境界域」に入ります。具体的な数値で示すと「一三〇台」。念のため血管のエコーを撮ってみたら、血管の内側に凸凹《でこぼこ》が数多くあり、まさに「小籠包」の宝庫だったのです。

本人もご主人もタバコは吸わないし、なぜそんなことになったのかを探っていくと、実は彼女、睡眠時無呼吸症候群だったのです。

すでに半年前から就寝時には「ＣＰＡＰ」という陽圧呼吸器を付けて寝る治療を始めているとのことで、その時点では睡眠中の呼吸は確保されるようになっていたのですが、ＣＰＡＰを使う以前はかなりひどかったものと推察されます。

おそらく睡眠中の血圧は、休むことなく乱高下を繰り返していたはずです。これに寝不足が重なって、日中の血圧も高かった。

睡眠時無呼吸症候群の人は、CPAPを使うことで大幅にリスクを下げられます。肥満の人がなりやすいのは事実ですが、顔や顎《あご》が小さい人は、痩せていても睡眠中の呼吸が止まりやすいことがわかっています。

日本人は体型的に睡眠時無呼吸症候群になりやすいので、「夜ぐっすり寝ているのに昼間眠い」とか、「家族にいびきを指摘される」という人は、一度睡眠障害の検査、治療を行っている医療機関を受診することをお勧めします。

血管治療は、内科か外科か

血管に病変が見つかったとしましょう。まだ症状はないけれど、放置すればいずれ狭心症や心筋梗塞の恐れがある場合、外科が診るべきか、内科が診るべきか――。皆さんはどのように決まると思いますか。

実は、明確な決まりはないのです。

大まかに言って、外科は「手術」で片を付けます。一方の内科は、薬を使って改善を試みたり、前述のカテーテル治療のような「血管内治療」、あるいは胃カメラや大腸内視鏡などを駆使した「内視鏡治療」などを複合的に行うことで治癒を目指していきます。

多くの場合、病気を見つけるのは内科です。その時点で、すぐに手術が必要なケースなら、迷うことなく外科に紹介されます。しかし、問題なのが、「いますぐ手術をするほどでもないけれど、とはいえ放置もできない」という状況です。

治療に伴う侵襲、つまり体が受けるダメージが小さいのは内科的治療です。手術となるとどうしても体にメスを入れることになるので、一定程度の手術創ができることを覚悟しなければなりません。

最近は「低侵襲手術」といって、従来に比べて傷跡の小さな術式を導入する病院が増えていることは確かですが、それでも数センチの「穴」を何カ所か開けなければならないし、それが不可能な場合、特に食道がんや肝がんの手術となると、数十センチという単位の傷跡が残ることになります。病気を治すことの見返りは決して小さくないのです。

カテーテル治療などでは、場合によっては外科に待機してもらい、途中まで内科でやってみて、それ以上は難しいと判断した時には速やかに外科にバトンタッチする――というケースもありますが、多くの場合は「内科でできることは内科でやって、内科でできない症例を外科が受け持つ」というケースが多いように思います。

これも病院や大学内部のパワーバランスによって異なる部分が大きく、お家事情が治療方針に大きく影を落とす――などということも、ないわけではないのですが……。

例えば、「LMT」といって冠動脈が中心部で二本絡み合っているところに病変ができているような場合など、血管内治療でステントを入れるか、あるいは外科的にバイパス手術を行うか、判断に迷うところです。その大学内部で循環器内科がスキルを持っていれば内科でやるでしょうし、外科のほうが実績がある場合などは外科がやるということになる。

このあたりの事情は、大学関係者でもなければ知りようがないので、患者さんの判断材料にはなりませんが……。

ただ一ついえることとして、外科が担当するにせよ内科が担当するにせよ、「うちが診る」と言って引き取られるほうが患者さんにとっては安心、ということです。「うちじゃ難しいからあっちに行って」とか、「向こうがやってくれないから仕方なく引き受けた」という形で診療科が決まるのは、患者さんにとって幸せなことではありません。自分の診療科が決まった時、主治医の顔にやる気が感じられるか否かは、意外に重要なことなのです。

増えている閉塞性動脈硬化症

カテーテル治療や内視鏡治療を見ればわかりますが、昔と比べて内科的な治療が飛躍的に進化しました。以前なら外科でしかできなかったことが、今では内科で、しかも体に傷を残すことなくできるようになってきています。

脚の血管に起きる「閉塞性動脈硬化症」という病気があります。高齢者に多い病気で、長寿化、超高齢化が進む日本では年を追うごとに患者数が増えています。

脚の血管の動脈硬化が進展した末に症状が出るもので、歩くと痛みが出るので引きずるような歩き方（間欠性跛行《かんけつせいはこう》）が特徴的な症状です。これは、歩いているうちに血管内の血流が不足し、狭心症のような状態が足の血管で起きるための痛みで、止まってじっとしていると血流が改善して痛みは引いていきます。他にも「冷え性」や「長く歩けない」といった症状が特徴とされています。

脚で動脈硬化性の症状が起きるということは、すでに全身の血管も動脈硬化が進行していることを意味していて、この時点できちんと検査をして必要な治療をしないと、近い将来脳梗塞や心筋梗塞などを引き起こしかねない危険な状態ということができるのです。

いずれにしても、閉塞性動脈硬化症と診断されると、とりあえず脚の血管の治療が急がれます。というのも、冷えや間欠性跛行程度で済めばまだいいけれど、病気が進むと血行障害から壊死《えし》が始まり、最悪の場合は脚を切断しなければならないケースもあるからです。

この場合、以前は外科的にバイパス手術を行うのが一般的でした。動脈硬化で血行不全を起こしている箇所を、人工血管を使ってバイパスさせる手術です。これは劇的な改善が見込める手術で、以前は少しの距離を歩くのに難儀していた人が、術後はスタスタと歩いて退院していくという、ビフォア・アフターの差が大きいことで知られる手術です。

ところが、近年はこれも内科的治療でも対応できるようになってきたのです。心臓の動脈と同じように、脚の動脈の狭窄部にカテーテルを入れて、内側から風船を膨らませて血管を拡げ、拡げた状態でステントを留置する、という治療法です。これなら手術のように大きな手術創が残ることもないし、それでいて手術と同等の治療効果が得られるのです。

現在、外科医がバイパス手術に代えて、この低侵襲なカテーテル治療を行うケースも少なくありません。患者さんとしては、同じ結果が得られるならできるだけ低侵襲の治療法を受けたいと願うでしょうが、医者も患者さんのリスクを考えながら、できるだけ希望に添える方法で治療を行おうと考えているのです。

ところで、人間の体には再生能力があります。血管も例外でなく、内腔が動脈硬化によってゆっくりと時間をかけて狭窄していく場合、他の場所から新しい血管(新生血管)が作られて血流の不足を補うような仕組みがあるのです。しかし、脳も心臓もそこを養う血管に生じる閉塞が、急速にできる血栓によって引き起こされることが多いために、その恩恵を受けにくい状況にあるのです。

ところが、脳の血管の一部が先天的な要因によって狭くなってしまう病気があります。この場合、脳の血管の狭窄がゆっくり経過することから周囲に多くの新生血管ができるのです。

これを画像で見ると細い血管が無数に生まれている様子がもやもやっと見えることから、「もやもや病」という病名が付けられています。歌手の徳永英明《とくながひであき》さんがこの手術を受けたことで病名が話題になったことを覚えているかもしれません。

脚の動脈も脳の中大脳動脈も、新生血管ができるなら治療はいらないように思うかもしれませんが、新生血管は所詮《しょせん》は「付け焼刃」で、本来の血管とは、強度も、あるいは輸送できる血液の量も比較になりません。そのため簡単に出血しやすく、これを当てにするわけにはいかないのです。見つかったら早期の治療が不可欠です。

動脈にできる病気といえば、「動脈瘤《りゅう》」を忘れるわけにはいきません。動脈瘤というと脳にできる「脳動脈瘤」が知られていますが、実は胸部から腹部の大動脈や脚の動脈にも「瘤」はできます。川崎病という小児科領域の疾患では、後に心臓の冠動脈瘤が生じやすいことも知られています。

動脈瘤のもとは動脈硬化です。血管が硬くなり、厚くなると、当然内部は狭くなります。しかし、場所によっては血管の壁が厚くなる過程でもろくなる場所があり、ここが内圧に負けて内側から外側に向かって風船のように膨らんでくるのです。これが動脈瘤です。

瘤があるだけなら症状はないのですが、破裂すると大出血を招いて、生命に関わることにもなりかねません。特に脳では、クモ膜という脳を包む膜の直下の、血管が枝分かれするようなところにできやすく、これが破裂することでクモ膜下出血を発症します。

脳動脈瘤の破裂を未然に防ぐ治療として、外科的に瘤の根元にクリップをかけて、瘤に入り込む血液を止める治療や、血管内からカテーテルを挿入し、瘤の中に細いコイルを詰めて瘤そのものを血栓で塞ぎ、固めてしまう治療が取られます。

激痛を伴う解離《かいり》性大動脈瘤

動脈瘤の一種として「解離性大動脈瘤」という病気についても紹介しておきましょう。医療用語で言う「解離」とは「裂《さ》ける」という意味。血管が裂けて、裂けたところに血液が流入していく病気――ということです。

二〇一六年二月に大阪の中心、梅田《うめだ》で起きた交通死亡事故の原因となったことで、覚えている人もいることでしょう。車のドライバーが解離性大動脈瘤で意識を失い、そのまま交差点を突っ切って歩道に乗り上げ、歩行者二人とドライバーの計三人が事故の犠牲になりました。

この病気の大元は動脈硬化です。硬くなった血管の内部で血液の圧力が高まることで、血管の内壁に裂け目ができていく病気です。

血管は内側から内膜、中膜、外膜の三層構造でできています。このうち、内膜に亀裂が入ると、中膜に血液が流れ込んできます。そして竹を割《さ》くように血液が流れながら裂けていくのが大動脈解離です。

最終的にはある程度のところで裂け目は止まるのですが、裂けた部分は血流が不足するので、その先にある臓器はダメージを受けます。そもそも血管が裂けると激痛を起こすので、とても普通ではいられません。大阪の交通事故のドライバーも、この激痛で意識を失っていたのでしょう。

これは非常に危険な病気ですが、それでも生死を分けるポイントがあります。それは裂ける「方向」です。裂ける方向が心臓から遠くに向かっていれば、激痛はあるものの、まだ助かる見込みがあります。ただ、心臓に向かう方向に裂けると非常に危険な状況になるのです。心臓に近い大動脈からは、脳へ向かう血管が枝分かれしています。脳に向かう血管に解離が及べば、脳梗塞を起こすリスクが高まります。

さらに、心臓まで解離が到達すると、血液が心臓を覆っている心膜と心臓の間（心嚢）に流れ込んで心臓周囲に溜まり、心臓が膨らまなくなってポンプの機能を失い、突然死を起こすことになるのです。

加藤茶《かとうちゃ》さんや笑福亭笑瓶《しょうふくていしょうへい》さんがこの病気から生還しましたが、血管の裂け方で救われたのでしょう。情報によれば、発症直前に血圧が急上昇する寒冷刺激や、過度のストレスがあったことも共通しており、やはり血管事故の予防には悪しき生活習慣を正すことがとても大切なことなのです。

第3章

三大生活習慣病の必須知識3
脳卒中

前兆を見逃さないことが大事

脳卒中とは、脳の血管で起きる重大疾患の総称で、多くは脳梗塞、脳出血、クモ膜下《まくか》出血を指します。

最近、比較的若い世代でも脳梗塞が増えています。芸能界でも西城秀樹《さいじょうひでき》さんやMr.Childrenの桜井和寿《さくらいかずとし》さんもそうでした。彼らがタバコを吸っていたかどうかはわかりませんが、脳梗塞が喫煙者に多い病気であることは確かです。

心筋梗塞と同じように、血栓などが脳の血管を塞いでしまい、血流が途絶えるのが脳梗塞です。心筋梗塞と脳梗塞は血管が詰まる点では共通していますが、症状、とりわけ後遺症において大きな違いが見られます。

心筋梗塞は発症するとそのうちの約二割ほどが突然死します。そして、運良く突然死を免《まぬか》れれば、心機能の低下や不整脈などを後遺症として残しますが、ほぼ元どおりの生活をなんとか取り戻すことも可能です。

一方、脳梗塞は、生命維持に関わる脳幹部などが影響を受けない限り、その多くは生き残ります。しかし、命は助かっても脳の一部が機能不全になってしまう、つまり「麻痺《まひ》」や認知症などが残ることが多いのです。

また、心筋梗塞の一部には、狭心症を繰り返すなどの前兆がありますが、脳梗塞の場合も「前兆」を感じることがあるといわれています。これは「TIA」という一過性脳虚血発作に伴う症状で、具体的にいうと、肩がこる、言葉が出ない、顔がゆがむ、片側の手足が痺《しび》れて動かしにくい——など。

脳梗塞の前兆として有名なシーンが、この病気で倒れる直前の小渕恵三《おぶちけいぞう》元首相のインタビューです。脳梗塞を起こす数時間前に、記者団に囲まれて受け答えする小渕元首相が、数秒間にわたって言葉が出なくなるシーンがありました。他にも「言葉がうまくしゃべれない」「よだれが垂れる」などの症状が「一過性」に現われた時は、実は脳梗塞の前兆である可能性があるのです。

脳梗塞を引き起こす血栓の多くは頸《けい》動脈から流れていきます。血栓が詰まると、それを溶かそうとして血管内にプラスミンという成分が出て、上手《うま》い具合に溶けて血流が再開することがあるのです。

この「詰まっているあいだ」に出るのがこれらの症状で、実は心筋梗塞の前兆としても現われることがあります。心筋梗塞の前兆には他にも、胸焼け、胃の痛み、冷や汗などが含まれますが、こうした症状は「疲労」や「ストレス」でも起きるため、それだけで脳梗塞や心筋梗塞を疑うことはなかなか難しいでしょう。ただ、幸運にも助かった人の中に、こうした前兆を経験していた人は少なくありません。

実は、脳梗塞は心臓の病気との関係が指摘されています。それは「不整脈」。不整脈とは、心拍を生み出す電気信号が乱れて、正常なスピードやリズムで心拍が打てなくなる病気ですが、心臓の心房という部分に生じる心房細動という不整脈があると、心臓の中に血液の〝淀《よど》み〟ができやすく、これが血液の塊を作り出して、何かの拍子で脳に飛んでしまうことがあるのです。

不整脈でできた血栓は脳に飛ぶとは限りません。手の血管に飛んで指の組織が壊死した人もいます。いずれにしても、不整脈と診断されたことのある人は、心臓だけでなく、そこから血管が延びているすべての臓器にダメージが及ぶ危険性があることを意識し、きちんと精査してみる必要があるのです。

「FAST」が出たら急いで診断

経済人類学者の栗本慎一郎《くりもとしんいちろう》さんも脳梗塞を経験しています。ただ、栗本さんの場合は、前もって脳梗塞について勉強し、ある程度の知識があったので助かりました。「おかしいな」と感じた彼は、すぐに「口笛」を吹いてみたそうです。すると、普段なら吹ける口笛が、空気が漏れて音にならない。「これは脳梗塞だ！」ということになり、救急車を呼んでもらって一命をとりとめたそうです。

このように、脳梗塞は自分で前兆を見分けることができるケースもあるのです。

その時に思い出してほしいのが「ＦＡＳＴ」です。

最初の「Ｆ」はＦａｃｅ《フェイス》。これは顔がゆがむことを指します。

次の「Ａ」はＡｒｍ《アーム》、つまり「腕」で、腕が自由に動かないことを意味します。物を持てない、箸《はし》やペンを落とすなどの症状が見られたら要注意です。

「Ｓ」はＳｐｅｅｃｈ《スピーチ》で、「うまくしゃべれない」ということ。栗本さんの「口笛」もＳｐｅｅｃｈの一種といえるでしょう。

そして最後の「T」はＴｉｍｅ《タイム》、つまり時間です。顔のゆがみ、腕の自由が利かない、そして普通にしゃべれない、という症状が出たら、時間を置かずに救急車を呼ぶことが重要です。

これらの頭文字をつなげて「ＦＡＳＴ」としたものですが、「ＦＡＳＴ」には「速く」という意味もありますから、まさにこの前兆が見られたら急いで医師の診断を受けることが大切です。脳梗塞が起きても、案外記憶や意識は鮮明です。ぜひ「ＦＡＳＴ」を思い出し、実行してください。

頭痛の起こり方による症状の違い

脳梗塞の発作が起きた時、必ずしも頭痛が起きるとは限りません。

逆に、頭が割れそうな激痛なのに、命に関わる病気ではないこともあります。

頭痛は一般的に、頭蓋骨《ずがいこつ》の外側が痛む時はあまり心配しなくていいといわれています。頭蓋骨の外が痛む頭痛は、首や肩のこりを原因とする「緊張型頭痛」といいます。筋肉が緊張して神経を圧迫することで起きる痛みで、人によっては激痛に近い痛みを訴えることもありますが、これが生死に関わることはありません。

一方、同じ「頭痛持ち」の原因疾患として知られているのが「片頭痛《へんずつう》」です。これは緊張型頭痛と異なり、血管に起因する頭痛なので注意が必要です。脳の血管が一度収縮して再拡張した瞬間、大量の血液が通り過ぎる時に起きる痛みで、これも大きな痛みを感じることがあります。

片頭痛は名前こそ「片」という字を使いますが、必ずしも左右片側で起きるわけではなく、人によっては頭の両側が痛む人もいます。血管由来の痛みなので、「ドクン、ドクン」という拍動性の痛みが特徴です。

医者の中でも「片頭痛で死ぬことはない」などと言う人がいますが、片頭痛は馬鹿にできません。市販の鎮痛薬でごまかして、きちんと治療を受けないでいると将来の脳梗塞のリスクが何十倍も跳ね上がるという報告があるのです。

というのも、片頭痛は血管が収縮と弛緩《しかん》を繰り返すことで起きる痛みです。収縮から弛緩した瞬間、その血管には炎症が起きます。これを繰り返すことで動脈硬化が進行し、脳梗塞の温床となる危険性があるのです。

したがって、片頭痛で死ぬことはなくても、片頭痛は将来脳梗塞を引き寄せて、

病気の新常識その25

片頭痛は、後に脳梗塞を引き起こす可能性がある

結果的に死ぬことがあり得る病気です。ぜひ注意してください。

片頭痛に苦しんでいる人はとても多く、一方で緊張型頭痛の人も多い。この二つが「頭痛持ち」の双璧《そうへき》を成すといっても過言ではないほどで、しかもややこしいことに、この二つの頭痛をあわせ持っている人も少なくないのです。まさに頭痛の二刀流。気の毒な話です。

一方で、高齢の酒飲みで「私、片頭痛なんです」と言う人がいますが、あれは大抵間違いです。というのも、片頭痛は動脈硬化を起こした人には起こりにくくなる病気です。そのため片頭痛は若い人に多いのが特徴。中高年以降の頭痛は、大半が緊張型頭痛と考えてもいいと思います。

「薬剤誘発性頭痛」という病名を聞いたことがあるでしょうか。薬を飲むことで痛みの感覚が鋭くなり、逆に鎮痛剤を飲むことで出る頭痛のこと。生理痛で痛み止めの薬を頻繁に飲む女

性に多く見られる頭痛です。これは痛み止めをなるべく飲まないようにするのが一番なのですが、それも簡単ではありません。できれば婦人科あるいは脳神経内科などを受診して医師に相談し、その人に合った痛みのコントロールを考えるべきでしょう。

前出の緊張型頭痛や片頭痛に似た症状の頭痛に「群発頭痛」があります。これも激痛になることが多く、特に目の裏に痛みを感じることが多いのが特徴です。群発頭痛が起きる原因ははっきりとは特定されていませんが、内頸動脈（目の後ろの太い血管）の拡張や視床下部《ししょうかぶ》の異常が影響しているという説があります。

この頭痛は酒飲みに多く、そのせいか女性よりは男性に多く見られる傾向があります。片頭痛治療薬や血管を拡張させる作用を持つ降圧剤を使うと血管の反応が抑えられて効果を示しますが、そもそも頭痛を起こさないようにするにはアルコールを控える以外にありません。

緊張型頭痛、片頭痛、薬剤誘発性頭痛、群発頭痛のいずれかを診断されたことがあり、そのいずれかの痛みであることが明らかなら、多少痛くても救急車を呼ぶ必要はありません。日中であればタクシーで医療機関に行くか（自分で運転するのはつらいでしょうから)、夜間だったら朝まで待ってから受診すればいいでしょう。

逆に、前出の「FAST」に該当するような緊急性の高い頭痛、あるいは過去に経験したことのない頭痛の場合は、躊躇《ちゅうちょ》してはいけません。速やかに救急車を呼ぶべきです。

入浴中に寝てはダメ

日常生活で、脳梗塞の最大のリスクとなるのが「入浴」です。

日本人はお風呂が好きで、特に冬場はシャワーでは我慢できないという人は少なくありません。熱いお湯に体を沈めて「ウーッ」と唸《うな》ることを何よりの楽しみにしているお父さんもいます。でも、あれが本当は危ないのです。

寒い日に脱衣所で服を脱ぎ、さらに寒い洗い場に裸足で入る。この時点で寒さにより体表の血管が収縮し、血圧はかなり高くなっています。続いて、熱いお湯に入った瞬間、今度は熱の刺激を受け、交感神経が緊張し血圧が急上昇します。やがて、湯の熱さにもなれてくると次第に体温が上昇し、今度は全身の血管が拡

病気の新常識その26

1年間に約5000人が、家庭の浴槽で溺死している

張し血圧が低下し始めます。発汗による脱水も加わると、ますます血圧が下がるとともに血液が濃くなって固まりやすくなっていきます。

急上昇後の血圧の急降下は脳の血流不足を招きやすく、その結果として、意識を失う危険性が高くなります。この失神は、今ではそうしたケースは減ったと思いますが、お父さんたちが小・中学生だった頃に、暑い日の朝礼で失神して倒れる少年がいました。あれと同じ現象が浴槽の中で起きているのです。

浴槽の中で気を失えば溺《おぼ》れます。これが単なる居眠りならあわてて目を覚まして這い出しますが、失神しているとそうもいかず、結果として溺れ死んでしまうのです。

意外に知られていませんが、日本では一年間に五一三八人（二〇一六年）が家庭の浴槽で溺死《できし》しています（厚生労働省人口動態統計をもとにした調査）。これは二〇〇四年に比べて一・八倍に増えているそうです。その九割が六五歳以上の高齢者で

す。

特にお風呂でのぼせやすい人は要注意。そんな人は風呂で寝るのはもってのほかだし、そもそも長風呂は控えるべきです。できることならシャワーで済ませて、どうしても浴槽に入りたい時は、家族に見張っていてもらいましょう。

加えて、お風呂の事故のリスクとして「アルコール」が挙げられます。飲酒時は血管が拡張しているので、お風呂に入ると眠くなりやすいのです。

しかも、浴槽に体を入れると、頭よりも体のほうに血液が集中してしまい、それだけでも脳の血流が不足して脳梗塞を起こしやすくなります。脳梗塞までいかなくても、脳が軽い虚血状態になると、風呂から出ようと立ち上がった時にふらついて転倒する危険性もあります。

「飲んだら入るな」は鉄則なのです。

危険なのは冬だけではありません。脱水になりやすく、気温が高い夏の入浴は、のぼせやすく、血圧が下がりやすくなります。つまり、失神の危険性が高まるということです。風呂でぼーっとして眠くなったら、ゆっくり立ち上がって風呂から上がりましょう。立ちくらみしたら、その場でしゃがみこむことも転倒防止になります。

サウナとトイレは注意しよう

高齢になるにしたがい、体の水分量は低下していきます。自分にその自覚がないだけで、体は脱水傾向に傾いていくものなのです。したがって、日頃から積極的に水分を補給することは大事になってきます。

汗で体の水分が失われると、血管の中では血液が固まりやすい状況を作り出します。特に危険なのがサウナで、温室にいる間は血圧が下がるのに、出てすぐに水風呂に入ると血圧は急上昇。脳梗塞や心筋梗塞のリスクを大幅に高めることになるのです。

医学的に考えると、サウナに健康維持の役割は期待できません。人工的に熱中症になっているだけで、体にとってはダメージ以外の何物でもないのです。確かに大量の汗をかけばすっきりするかもしれないけれど、客観的に見れば単なる脱水です。

病気の新常識その27

サウナで体重が減るのは、「脱水」のため

ダイエット効果があるという人もいますが、出てすぐに水やビールを飲むなら同じこと。というより、脱水状態でアルコールを摂取することは、実は非常に危険なことなのです。

サウナに限らず、夏の暑い日にゴルフのあとでビールを飲む人は少なくありません。脱水状態でアルコールを摂取すると、血管が急激に開いて、血液がいっせいに下のほう、つまり脚のほうに落ちていくのです。すると頭を含む上半身が虚血状態に陥って意識を失い倒れてしまうのです。

この現象は、それほど極端な例でなくても起き得ます。

例えば結婚披露宴や規模の大きいパーティーなどで、長い挨拶が続いた後にようやく乾杯、ということがありますが、あれも脱水状態を作り出す要因です。パーティーの前にお腹を満たしていく人は少ないでしょう。つまり空腹と軽い脱水状態で出席することになります。

さらに偉い人の挨拶を聞くということは、それなりの緊張を

伴うものです。話が長引けば、そこにストレスも加わって若干血管は収縮します。この状態であれば血圧は維持されて、脳への血流もそこそこ保たれています。

ところが、そんな状態が長く続いた後、急に立ち上がって「乾杯！」と声を上げ、一気にビールを流し込めば、アルコールによって全身の血管が全開します。すると、血液は下半身へプールされてしまい、心臓から脳へ送られる血液も減少します。

その結果、立ちくらみが生じやすくなり、最悪の場合失神してしまうのです。私は過去に二度、結婚披露宴の「乾杯」をきっかけにひっくり返った人を見たことがあります。そうなると「どなたかお医者さんはいらっしゃいませんか！」という騒ぎになるので、こちらはお酒を飲んでいるわけにはいかなくなるのです……。

ちょっと愚痴《ぐち》っぽくなってしまいましたが、サウナもゴルフも披露宴も、失神する共通の理由は血圧の低下です。脱水や緊張状態でお酒を飲むと、思わぬ血圧低下を招くことになるので要警戒。できることならアルコールの前に十分な水を飲んでおくべきなのです。

もう一つ注意したいのが、アルコールの持つ「利尿作用」。

私の知人がお鮨屋さんで飲んでいた時のこと。トイレに立って小用を済ませたところで急に意識を失い、気付いたらトイレの床に倒れていたそうです。倒れた瞬間のことは記憶になく、たまたまあとからトイレに入ってきたお客さんが見つけて介《かい》抱《ほう》してくれていたそうです。

これは「排尿失神」と呼ばれるもので、排尿によってそれまで体を支配していた緊張が一気に抜けて、腹圧がゆるんで脳が虚血に陥ることで起きる失神です。体調不良など、自律神経のバランスが乱れている際などに起こりやすいという傾向があります。

特に、アルコールには利尿作用があるので、飲酒を続けているうちに尿意が増してきます。トイレがタイミングよく空《あ》いていればいいですが、待たされてしまったり、話に夢中になって排尿を我慢してしまうと血圧は上昇します。もちろんアルコールによって血管が開いているので、血圧上昇の程度はそれほどでもないでしょう。しかし、その後に排尿することで脱力し、一気に血圧が下がって失神する危険性があるわけです。

これを防ぐにはお酒を飲みながら、お酒と同量の水を飲む、料理もきちんと食べる、トイレは我慢せずに小まめに行くなどですが、疲れやストレスが溜まっていたり、睡眠不足の時などはそれだけでリスクを高めてしまうので、そんな時の酒席は遠慮することも重要です。

失神は、単に意識を失うだけでなく、倒れ方によっては二次的に大けがをする危険性もあります。おいしいお酒を飲んでいて大けがをしたのでは意味がありません。十分に気を付けたいものです。

高齢者に多い硬膜下《こうまくか》血腫

失神して転倒し、頭を打つと、色々と面倒なことになりかねません。高齢者に多い外傷性の病態に「慢性硬膜下血腫」というものがあります。転倒などの強い衝撃をきっかけに、頭蓋骨の内側と、脳の外側を覆う膜との間に少量の出血が起こり、ゆっくりと時間をかけて血が溜まっていくものです。

特にワーファリンやアスピリンなどのような血液をサラサラにする薬を飲んでいる人は要注意です。高齢者は脳の密度が下がってくることと、動脈硬化が進んでいることも出血しやすい要因です。頭をちょっとぶつけただけでも、脳の血管が傷ついて、一気に大量の出血ではなく、水漏れのように「チョロチョロッ」と出血する。そのため症状もけがをした直後ではなく、数週間から数カ月という長い時間をかけて現われる——という特徴もあります。

その症状として代表的なのは、失禁、認知障害、まっすぐ歩けない、麻痺など。いずれも認知症の症状と重なる部分が多く、高齢者の場合判別がつきにくいという点もネックとされています。

早い段階で硬膜下血腫と診断がつけば、通常外科的に血腫を取り除く手術が行われます。血の塊さえなくなれば脳の圧迫が解除され、症状は改善します。ただし、診断が遅れてしまうと、脳の障害が回復しづらくなってしまいます。いいかえれば、いかにして早めに診断に結びつけていくか——が重要なのです。

若い人なら自分で申告できるし、高齢者でも誰かが見ている前で転倒したのであればそれを医師に伝えることができます。

しかし、誰もいないところで転倒したり頭を打ったりしても、物忘れが目立つ高齢者では頭を打ったことを忘れてしまったり、プライドの高い人だと恥ずかしがって正直に伝えようとしないケースもあります。その結果放置して、症状が進んでしまうことも珍しくなく、高齢化が進む中で注意が必要な疾患といえるでしょう。

頭を打つことで起き得る疾患には、他にも外傷性てんかんや脳挫傷、外傷性クモ膜下出血などがあります。打った直後は大丈夫でも、時間を経て症状が出てくることもあるので、すぐに安心しないで、吐き気や頭痛、めまい、認知症様の症状など長期的に様子を見ることが大切です。

コラム……保険のはなし

昔の「お役所仕事」を揶揄《やゆ》するマンガに、こんなシーンがあります。台風で増水した川の近くに住む人が役所に駆け込み、「堤防が決壊しそうです！」と叫ぶと、窓口の職員は涼しい顔で「決壊したら来てください」と答える。

それと似たことが今、「医療保険」で起きていることをご存じでしょうか。

最近はテレビのコマーシャルを見ていても、色々なタイプの医療保険があり、しかも細かい特約が用意されていて、自分に合う保険を探すだけでも迷ってしまいます。

種類が多いことは一見便利なように見えますが、実はこれも大きな落とし穴があるのです。例えば、「脳卒中をカバーします」という保険でも、よく説明書を読んでみると、「もやもや病」や硬膜下血腫は適用外——という保険もあります。

脳卒中をカバーしているのでクモ膜下出血には保険が下りるのですが、その前段階の「未破裂脳動脈瘤」の治療は適用外、というケースもあります。破裂すればクモ膜下出血ですが、未然に処置をするのはＮＧ——。

保険会社の言い分はこうです。「脳卒中（脳梗塞、脳出血、クモ膜下出血）を対象とした保険なので、この病名以外の疾患は適用外」。まさに「決壊したら来てください」と同じ考え方なのです。

同様に「がん保険」でも、入院治療には保険金が下りるのに、通院で抗がん剤や放射線治療を受けても保険が下りないタイプがあるのです。最近は抗がん剤も品質が向上し、昔のような強い副作用のない薬が増えてきました。それに伴い、入院しないで、自宅から病院に通ってがん治療を受ける人も増えています。これはがん患者の生活の質を高め、また医療費を下げることにもつながり、歓迎すべきことなのですが、保険の中にはこれをカバーしないものがあるのです。

他にも「進行がんはＯＫでも早期がんはＮＧ」「心筋梗塞はＯＫでも狭心症はＮＧ」「心疾患はＯＫと書いていながら、心筋症や弁膜症はＮＧ」など、素人にはわかりにくい内容の保険は意外に多いようです。

将来のために医療保険に入っておくことは大事ですが、入る時は十分に検討して、納得してから申し込まないと、あとで「話が違う！」ということにもなりかねません。信頼できる保険アドバイザーを見つけておくことも大切です。

第4章

本当は怖い肺炎

「かぜに抗生物質」がやっかいな肺炎を増加させた

日本人の病気死因の第五位が「肺炎」であることはすでに触れました。肺炎というと「かぜのこじらせたもの」程度の認識の人がいますが、これは立派な〝重病〟です。特に最近は、あることが原因で肺炎が治りにくくなっているのです。その「あること」とは――。

かぜを引いてクリニックを受診する患者さんの中に、「抗生物質を出してください」と言う人がいます。「かぜには抗生物質」と決めつけている人は意外に少なくありません。以前はそう考えていた医者が大半で、「とりあえず抗生物質を出しておきましょう」が口癖となっていました。

ところが、ちょっとしたかぜでも抗生物質を使うといった抗生物質の乱用によって耐性菌ができてしまい、今度は肺炎のような重大疾患になった時に抗生物質を使っても思うような効果が得られないケースが増えてしまったのです。

肺炎が死因のランキングを上げている背景には、高齢化もありますが、「抗生物

病気の新常識その28

「かぜにはすぐ抗生物質」そんな医者にはかからないほうがいい

質の使い過ぎ」が関係していることは明らかです。かつては抗生物質で簡単に治せていた肺炎が、今では薬が効きにくい病気になってしまったのです。

かぜと診断しておきながらさっさと抗生物質を出す医者には、かからないほうがいいでしょう。中には「かぜにこの抗生物質が効かなければ、次はこの抗生物質」などと、二つ三つ取り替えながら、何としても抗生物質で治そうとする意味不明の医者もいます。

抗生物質を使うということは、きれいな庭に除草剤を撒《ま》くようなもの。そんなことをしたら、除草剤の効かない不気味なキノコのようなものだけが生えてきて、妙な庭ができあがっていくだけです。

かぜの段階で抗生物質を内服したところで、その後の肺炎までは予防できないというのが、現代の医学の常識なのです。

かぜは栄養を摂って寝ていれば治るのに、そこで秘密兵器を使ってしまったのでは、本当に強い敵が現われた時に闘う武器がなくなってしまいます。

もちろん、そうした知識を持たずに抗生物質を欲しがる患者もいます。中には、肺炎になった時に「あの時に先生が抗生物質を出さなかったからだ」などとクレームを入れてくる無知な患者もいますが、それは医師の説明不足が招いた悲劇。そもそも患者の求めるまま、きちんと説明もせずに薬を出す医者に、医療者としてのプライドはあるのでしょうか。

今では、小児科診療のガイドラインでも、「抗生物質は百害あって一利なし」という内容が明記されています。

そもそも、かぜの原因の九八%がウイルスで、細菌を殺す抗生物質は効きません。ではなぜ昔の医者はかぜの患者に抗生物質を出していたのかというと、かぜをこじらせて肺炎になる時に細菌が関係してくるので、それに備えて「あらかじめ薬を出しておこう」と考えただけのこと。大した思慮があってのことではないのです。

ただし、かぜ症状を伴う溶連菌《ようれんきん》感染症やマイコプラズマ感染症の場合などは、原則として抗生物質を用いて治療が行われますので、抗生物質を処方しようとする担当医がなぜ、それを処方するのかしっかり質問してみることも大切だと思います。

解熱剤をやたらと出す医者にはかかるな

もう一つ、かぜで熱が出た時に解熱剤を出す医者も要注意です。そもそもなぜ、かぜを引くと熱が出るのでしょう。それは、熱を上げることで免疫力を高め、酵素の働きをよくし、菌やウイルスを弱らせることが目的なのです。なのに、その防御反応を薬を使って止めるなんて本末転倒な話。かえって治りにくくしているだけなのです。

それなのにやたらと解熱剤を出す医者は、オマケのように胃薬も処方します。理由は「解熱剤で胃が荒れるから」というのですが、これも根拠のない話。そもそも解熱剤で起きる胃の病変を、簡単な胃薬で予防することなど不可能です。本気で胃を守るなら、逆流性食道炎の治療に使うＰＰＩ（プロトンポンプインヒビター）など、しっかりした作用のある薬を使わないと効果が期待できません。

病気の新常識その29

かぜで熱が出た時、安易に解熱剤を出す医者も、要注意

こうして見ていくと、かぜで医療機関を受診した時に処方される薬の大半が「必要ない薬」であることがわかります。夜中に熱を出したからといって救急病院に連れていき、無駄な薬をもらうだけでなく、お土産にインフルエンザに感染して帰ってくる――というお粗末なストーリーが、日本中で当たり前のように繰り返されているのです。どこにも行かずに家で寝ていれば二～三日で治ったはずなのに……。

医者の無知が招く悲惨なケースは他にもあります。「胸焼け」を訴えてきた患者に、よく調べもせずに「狭心症の恐れがある」などと言って、簡単にニトログリセリンを処方する医師がいるのです。あとで調べたらその患者は単なる逆流性食道炎で、肥満と飲み過ぎに気を付ければいいだけだったのに、その医者が大した考えもなく「狭心症の疑い」などとカルテに書いてニトログリセリンを処方したおかげで、その患者は生命保険に加入できなくなるなどの状況に陥ってしまったのです。

何事も重大な病気から疑って診断していくのは医療のセオリーです。ただ、「大は小を兼ねる」ではないけれど、簡単に重大疾患を病名にして済ますのは、ヤブ医者の常套《じょうとう》手段です。医者がその場しのぎや思いつきで重大疾患を利用するのは、「患者のため」ではなく「自己保身」による行為といわざるを得ません。

高齢者が注意したい肺炎球菌《きゅうきん》

話を肺炎に戻しましょう。

肺炎はまず「かぜの症状」から始まります。四～五日を過ぎても熱が続いているとか、咳がひどい、息苦しいといった症状が出てくると、肺炎を疑うことになります。

この時注意したいのがお年寄りです。高齢者は熱が出にくいので、見た目には「ただ元気がない」という人もいるのです。熱はなくても、かぜの症状が続いたり、急に食欲がなくなるような場合は、十分に注意する必要があります。

喫煙者が肺炎になりやすいかといえば、それを明確に裏付けるエビデンスはあり

病気の新常識その30

65歳を過ぎたら、肺炎球菌ワクチンを1回は打っておく

ません。しかし、タバコを吸っている人が肺炎にかかった時、吸わない人より症状がひどくなるのは明らかです。痰《たん》が絡んでも咳で排出しにくいのは、タバコを吸う人に圧倒的に多く見られる現象です。気づかぬうちに肺気腫《はいきしゅ》という病気になっていることもあります。

肺炎にも色々な種類がありますが、中でも高齢者の死因になりやすいのが「肺炎球菌性肺炎」。その名のとおり、肺炎球菌という菌に感染することで発症する病気です。

この肺炎球菌にはワクチンがあります。テレビコマーシャルでご存じの方もいることでしょう。このワクチンは、最初はある自治体でその接種をスタートしたところ、その地域の肺炎の死亡率が減ったことから国が導入した——という経緯があります。

現在、高齢者（六五歳以上）の肺炎球菌感染症の定期接種制度が設けられています。過去に成人用肺炎球菌ワクチンを接種

したことのない人であれば、一人一回のみ公費助成を受けて、肺炎球菌ワクチンを接種してもらうことができます。ただし助成の有無やその条件などは、自治体によって異なる場合があるので、お住まいの自治体の定期接種情報を調べておきましょう。

肺炎球菌ワクチンは六五歳を過ぎたら一回は打っておくことで、肺炎球菌に感染発症するリスクは大幅に低減させられると考えられます。私も六五歳になったらぜひ打とうと思っています。

かぜには西洋薬より漢方薬

私のクリニックでは、かぜの患者さんに抗生物質を出すことはありません。出すのは溶連菌《ようれんきん》感染症やマイコプラズマ肺炎、気管支炎など、抗生物質を使うことで治療効果が期待できる疾患と診断した場合だけです。

では、かぜの患者さんには何を処方するのかといえば、漢方薬です。葛根湯《かっこんとう》を中心に、鼻水が出るなら小青龍湯《しょうせいりゅうとう》、喉の痛みなら桔梗湯《ききょうとう》、体質的に葛根湯が使えな

病気の新常識その31

漢方薬にも副作用はある

い人には桂枝湯《けいしとう》などを使います。かぜの初期に用いる漢方薬は発汗と解熱を促すので、体の自発的な防御反応を邪魔することなく、免疫反応をサポートする役割を担ってくれるのです。

熱が出ていても、基本的に解熱剤は出さないようにします。もちろん、高熱や激しい痛みなどが原因で深刻な疲労状態に陥ってしまう危険がある時は別ですが、通常は漢方薬で対処しています。三〜四日安静にして、それでも熱が下がらない時は、今度は肺炎の疑いなどが生じてくるので、そこで次の手段を講じる——というのが基本スタンスです。

ちなみに、私のクリニックでは、インフルエンザでも基本的に解熱剤は出さず、代わりに麻黄湯《まおうとう》という漢方薬を処方し、状況に応じてタミフルなどの抗インフルエンザ薬を併用したりします。麻黄湯は高い解熱効果が期待できる漢方薬なのですが、その作用機序は「発汗して解熱させる」というものなので、解熱剤というよりは発汗剤といったほうが正しいかもしれません。

漢方薬は、正しい知識を持つ医師が使わないと危険な側面があります。「漢方薬には副作用がない」と思っている人がいますが、そんなことはありません。漢方薬にも副作用はあるし、誤った使い方をすると命に関わる危険な状態を引き起こすことさえあるのです。

中には作用が拮抗《きっこう》するような漢方薬と西洋薬を平気で併用して使う医者もいます。麻黄湯と解熱鎮痛剤のように、片方は体温を上げて発汗を促す薬、もう片方は体温を下げる薬を処方する——という、意味のわからないことをする医者が実際にいるのです。「なんちゃって漢方医」といったところでしょうか？

タミフルで異常行動は本当に起こる？

インフルエンザ治療薬として有名なタミフル。近年では、タミフル以外にもさまざまな抗インフルエンザ薬が登場しています。

タミフルについては一時期、服用後の異常行動が問題になりましたが、そもそもタミフルを使わなくても、インフルエンザの影響で幻覚がもたらされて異常行動を起こす人はいます。

私の娘が昔インフルエンザにかかった時、薬を何も使わずに様子を見たことがあります。インフルエンザは薬を使わないで治せるという自信はありましたが（当時はタミフルもない時代でした）、患者さんで試すわけにはいかないので、我が子で証明しようと考えたのです。

すると、娘は変なことをしゃべり始めました。

「そこの気持ち悪い花をどこかに持っていって！」

というのですが、どこにもそんな花はありません。彼女は幻覚を見ていたのです。

ある患者さんは、インフルエンザになった時に「逆立ちをしたい」という衝動にかられたそうです。でも彼女は逆立ちができない。それでも逆立ちをしたくて部屋の中をウロウロする。部屋の中央にいるよりも、ベランダに近いところに行くとなぜか安心できる。少し落ち着いたのでベッドのある部屋に戻ってくると、また逆立ちがしたくて落ち着かなくなる……。

「飛び降り」という異常行動を彷彿《ほうふつ》とさせる体験談ですが、タミフル服用中の十代のインフルエンザ患者には、さまざまな「異常行動」が現われることがあったことから、二〇〇七年よりタミフルの十代への原則投与禁止が厚労省より指示されていました。

ところが、その後の調査により、タミフルだけで異常行動が起こることはないとの結論に達し二〇一八年からその投与を認めることとなったのです。ただし、抗インフルエンザ薬では「異常行動」が「重大な副作用」であることには変わりなく、抗インフルエンザ薬投与の有無にかかわらず、インフルエンザの患者の家族には目の届くところにいてもらうように指導しています。

医者はなぜ、かぜをうつされないのか

よく「池谷先生は毎日かぜやインフルエンザの患者さんと接しているのに、よくうつされずに済みますね」と言われます。確かに私たち医師や看護師は、一般の人よりも感染症のリスクは高いはずです。でも、リスクが高い分、予防を徹底してい

ます。

インフルエンザの患者さんやウイルス性胃腸炎といった感染性の高い患者さんは、通常の出入り口とは異なる隔離室へ案内させていただき診察しています。もちろんマスクをつけて診察を行い、診察後は徹底的に手洗いとうがいをする。さらに、隔離室はドアノブも含めて消毒液を用いて消毒するのです。そして、この徹底ぶりはクリニックを出てもそれほど変わりません。

ショッピングモールなどで見ていると、いろんな商品やエレベーターのボタン、エスカレーターの手すりなどを触った手で、平気でハンバーガーを持って食べている人が多いことに驚かされます。エレベーターのボタンはなるべく自分では押さないようにし、どうしても押さなければならない時はひじで押します。

外食の際には、おしぼりで済まさずに、食べる前に必ずトイレに行って手を洗います。この時、消毒液を出すボタンさえ手では押しません。あるいは一度その消毒液でボタンを消毒してからあらためてボタンを押して、手を消毒することもあります。

そもそも、インフルエンザが流行《はや》る冬場は、なるべく人の集まるところには出かけないように心掛けています。特に危ないのが映画館。中でも平日は危険です。というのも、「体調不良」で会社や学校を休んだ人が、意外に多く訪れているのです。会社には行けないけれど、映画館には行ける――というのも不思議な話ですが、人にうつす危険性がある人はなるべく自宅で安静にしていてほしいものです。

ちなみに、私は毎年インフルエンザワクチンを接種していますし、感染者と接した危険性がある時にはリレンザやイナビルという吸入タイプの抗ウイルス薬を予防的に使います。「先生だけズルイ！」と言われそうですが、医者が倒れてしまったら患者さんを診ることができなくなるので、そこはご理解ください。

やはり基本はマスクとうがい

最近の若い人の中には、ファッションの一部としてマスクをする人もいるようです。感染予防の観点でも、またエチケットとしても、いいことだと思います。

マスクをすることの利点としては、まず自分が感染源となりにくくなること、そして周囲からの菌やウイルスの感染を防ぐこと、そしてもう一つ、喉の乾燥を防ぐこと――が挙げられます。特に冬場は喉の粘膜が乾燥すると、喉そのものの機能が低下してしまうので、マスクをして喉の湿度を保つことはとても重要なことなのです。

しかも、マスクをしていると「自分の手」からの感染も予防できます。私たちは自分で意識していないだけで、意外に手や指を口や鼻に触れさせています。

一つの部屋で一時間会話をするのと、一五分間トランプをするのとでどちらが感染しやすいかを比べる実験がありました。結果は一五分間トランプをするほうが感染リスクが高い――というものでした。もちろん飛沫《ひまつ》感染は危険ですが、それ以上に私たちは日常の中で接触感染の危険にさらされている、ということなのです。マスクをしていれば、飛沫にしても接触にしても、感染そのものを水際で食い止められる可能性が高い。ぜひ心掛けてください。

と、そんなことを言う私は、インフルエンザや感染性の胃炎などの患者さんを診る時は別として、基本的に診察室ではマスクをしません。私の外来患者さんには高齢の方が多いので、マスク越しにしゃべると話が聞きとりにくくなるのです。

大きな声でしゃべればいいと思うかもしれませんが、朝から夜まで百人近い患者

病気の新常識その32

かぜの予防に、マスクはやっぱり効果的

さんと話すのに、ずっと大声でしゃべっていたのではこちらの喉がやられてしまいます。なので私は、基本的にマスクをしない代わりに小まめにうがいと手洗いを励行《れいこう》することで感染予防に努めています。

よく「外から帰ったらうがいをしましょう」といわれます。もちろんそれはすべきですが、実際にはもっと小まめなうがいが必要です。電車やバス、エレベーターの中のようなきわめて近い距離で「明らかにかぜを引いている人」と一緒になった時などは、できるだけ速やかにうがいと手洗いをするようにしています。菌やウイルスが喉の粘膜に付着してから感染するまでに、時間的猶予《ゆうよ》はないのです。

だからといって、うがい薬をつねに持ち歩く必要はありません。ただの水道水で十分に効果はあります。喉の粘膜が弱い人などは、濃いうがい薬を使うとかえって粘膜にダメージが及んでしまうこともあるのです。

もし水以外のものでうがいをしたいのであれば、「桔梗湯」という漢方薬をお湯で溶いたものを使うと効果があります。これはうがいするだけでなく、そのまま飲み込むと、喉の局所に直接働きかけて、喉の炎症症状を緩和してくれるのです。また、お茶や醤油にも殺菌効果があるという研究結果が出ています。とはいえ、お茶はまだいいとしても、醤油でうがいをするというのは少々抵抗がありますね。

刺激に弱いという人は、薄い塩水を使うといいでしょう。塩水は浸透圧の関係で粘膜への刺激が少ないので、花粉症のシーズンなどはこれで鼻を洗うことを奨励する耳鼻咽喉科医もいるし、それ専用の器具や薬剤も売られています。

「鼻うがい」とか「鼻洗い」などと言いますが、これで鼻の通りがよくなって、口呼吸から鼻呼吸に戻れる人もいます。口呼吸は気道の感染の危険性を高めるので、それだけでもかぜを引きやすくなるものです。そんな人には「鼻うがい」はお勧めです。

ただ、気を付けたいのが、特に高齢者の場合、鼻うがいに失敗して変な飲み込み方をすると、誤嚥性肺炎の危険性が出てくるのです。

病気の新常識その33

筋力アップで抵抗力アップ

実は予防になる筋力アップ

最後にもう一つ、感染予防の決め手としてお勧めしておきたいのが「筋力アップ」です。筋力は抵抗力と密接な関係があり、日頃から筋力アップに取り組んでいる人は、肺炎など重症の感染症のリスクを減らせる可能性が高くなるのです。

私たちの体は、感染症などで危機的な状況になると、筋肉の組織からアミノ酸が流れ出ます。このアミノ酸がリンパ球を刺激して、免疫力を高める働きをしてくれるのです。

筋肉をつける場所はどこでも構いません。脚でも腕でも胸でも。ただ、人間の筋肉の三分の二は下半身にあるので、下半身のほうが筋肉をつけやすい、といえます。

その意味ではウォーキングが一番手頃で役に立つ運動かもしれません。毎日近所を早足で散歩するだけでも、筋力強化になるし、それが難しい人は「つま先立ち」をするだけでもいい。とにかく意識的に筋肉を使うことを心掛けてください。

ただ、筋トレもやり過ぎるとストレスになるため逆効果。ストレスで免疫力低下を招く危険性が出てきます。よく、「マラソンランナーはレースのあとでかぜを引く」といわれますが、あれは本当の話。まさに過度の運動により疲労とストレスが生じ、その結果として免疫力が低下することが原因と考えられているのです。

何事も「過ぎたるは及ばざるがごとし」。運動も筋トレも「適度」が一番なのです。

アレルギー増加の原因は食用油？

近年、アレルギー患者が増えている背景に、私は「食用油」の問題が関係しているのではないかと見ています。

多価不飽和脂肪酸には、サラダオイルに含まれているリノール酸（n‐6＝オメガ6系）と、魚の脂に含まれているＥＰＡ（n‐3＝オメガ3系）があり、この二つのタイプのどちらが多いか、によってアレルギー体質になるか否かが決まってくるということがわかってきたのです。

免疫細胞である白血球の細胞壁では、リノール酸から合成されるアラキドン酸という物質とＥＰＡが「いす取りゲーム」のようなことをしていて、アラキドン酸が優勢になると白血球は炎症を起こしたり、アレルギー症状を起こしやすくなるのに対して、ＥＰＡが優勢になると、そうした反応を抑制するように働きます。

つまり、アラキドン酸の元になるリノール酸はなるべく排除し、ＥＰＡを積極的に摂取することが、アレルギー症状を遠ざける決め手となるわけです。

同様のことは動脈硬化の際に生じている「血管の炎症」にもいえます。これも白血球の免疫細胞が関与していて、リノール酸を摂取することで脳卒中が増えたという報告があります。おそらくアレルギー疾患が増えているのも、リノール酸が影響していることは間違いないでしょう。

私の外来で、ＥＰＡとアラキドン酸の含有量を血液検査で調べてみると、ＥＰＡの含有率が低い人がかなりいることがわかりました。魚料理を好む日本人は比較的ＥＰＡを摂っているはずなのですが、実際には欧米人レベルの数値で驚きました。

ぜひ皆さんには、できるだけ魚を食べていただき、サラダオイルを減らすように努めてほしいと思います。調理で油を使うなら、サラダオイルよりもオレイン酸が主体のエクストラバージンオリーブオイルが理想的。そんなことをしたら嫌な顔をされるかもしれないけれど、お好み焼き屋さんに行く時はオリーブオイルを持って行きたいくらいです。

というのも、どんなに自宅で食用油に気を付けていても、外食でリノール酸主体のサラダオイルや大豆油を大量に使われていたのでは意味がなくなってしまうのです。

以前、ある有名なイタリアンのレストランで食事をした時、食前と食後で血液を調べてみたら、食後にアラキドン酸が大幅に増えていたことがあります。したがって、たとえイタリアンレストランで、テーブルにはオリーブオイルが置いてあったとしても、厨房ではサラダオイルを使っていることも少なくないということがわかってしまい、残念な思いをしたものです。

誤嚥《ごえん》性肺炎と口腔環境の悪化

高齢者に多く見られる現象に「痰が絡む」というものがあります。もちろん、若い人でもかぜを引いた時などに痰は出ます。そもそも痰とは、細菌やウイルスなどの外敵と闘った白血球の死骸です。命をかけて私たちの健康を守ろうとしてくれた英雄たちの亡骸《なきがら》なのです。

とはいえ、老廃物であることには変わりなく、普通は咳をして吐き出すか、吐き出せない時は汚いことを我慢して飲み込んだりします。

ところが、高齢者の中にはこれが上手にできない人がいます。嚥下《えんか》機能が落ちてくると、唾液や鼻水などが気管支に流れ込みやすくなる。ところが、今度は咳を上手に行って痰を外へ吐き出すことができないのです。

痰に限らず、嚥下機能が衰えてくると、色々なものが気管に紛れ込みます。本来気管には食べ物や飲み物が入り込むことは想定していないので、もしもこれらが流れ込んできた際には、気管支とその周囲の肺ではトラブル（炎症）が起きるので

病気の新常識その34

歯槽膿漏のある人は、血管病変のリスクが2倍に

す。これが気管支炎や肺炎です。

「誤嚥性肺炎」という病名は、皆さんも耳にしたことがあるでしょう。高齢者に多く、すでに触れた「死因第五位」の肺炎において一定のシェアを占める病気で、これも「飲み込み」が悪くて起きる病気の代表的なもの。

人間の喉という気管は非常に複雑にして高度な技術を持っていて、固体、液体、気体を瞬時に区別し、それぞれに応じた動きをすることで、それぞれを然《しか》るべき方向に仕分けをして送り込む作業を繰り返しています。ところが、嚥下機能が低下するとこの「仕分け作業」を誤るようになり、その結果前出のような「気管や肺の炎症」の引き金となるのです。

高齢者の場合、これに加えて「口腔環境の悪化」も問題です。歯肉炎や歯槽膿漏《しそうのうろう》などは、気管を通じて肺炎を引き起こすだけでなく、歯周ポケットから歯周病菌が血管に入り込んで、この菌が作り出す毒素が糖尿病や動脈硬化を引き起こし、果て

は心筋梗塞や脳卒中の温床となることもあるのです。

歯槽膿漏がある人は、そうでない人と比べて血管病変のリスクが二倍に高まるという報告もあります。「歯槽膿漏くらい……」などと馬鹿にしていると痛い目に遭います。定期的な歯科検診は、面倒がらずにきちんと受けましょう。

そこで大事なのが口腔ケア。普段から歯をしっかり磨いて、虫歯や歯周病にならないようにしておくことが重要です。

唾液は、口の中の湿度を保ち、雑菌を洗い流す重要な役割を持っていますが、その唾液が菌で汚れて気管支に入り込むと、肺炎を引き起こす原因になります。また、歯の本数が少なかったり、入れ歯が合わないなどの理由で「咀嚼《そしやく》」がうまくできないと、やはり誤嚥を招きやすくなります。

誤嚥を予防するには、「あいうべ体操」がオススメです。これは、みらいクリニックの今井《いまい》一彰《かずあき》先生が考案したもので、口回りの筋肉を鍛えると同時に口呼吸から鼻呼吸へと変える効果を持っています。

もちろん、咀嚼機能を鍛えることは誤嚥防止だけでなく、顎を通じて脳を刺激するので認知症予防の面でも重要です。日頃から硬いものを食べるように心掛けまし

「あいうべ体操」のやり方

次の４つの動作を順にくり返します。声は出しても出さなくてもかまいません。

①「あー」と口を大きく開く

②「いー」と口を大きく横に広げる

③「うー」と口を強く前に突き出す

④「べー」と舌を突き出して下に伸ばす

①〜④を１セットとし、１日 30 セットを目安に毎日続ける。（複数回に分けても可）

（みらいクリニック HP より）

よう。

家庭の中に原因があるアレルギー性肺炎

「過敏性肺炎」というアレルギー性の肺炎もあります。カビや鳥の糞や羽毛に含まれるタンパクなどが原因で発症する呼吸器疾患です。

抗生物質が効きにくく、原因物質から遠ざかること、つまり生活環境を変えることが何より重要という点で、非常にやっかいな病気といえるでしょう。

カビは意外なところに繁殖します。浴室や脱衣場、あるいはシンクなどの水回りは想像もつきやすいと思いますが、他にも室内に観葉植物をたくさん置いたりすると、これがカビの温床になることがあります。

子供のおもちゃも危険で、子供部屋のおもちゃの引き出しを開けた途端、発作の咳が止まらなくなった――という患者さんもいるほどです。そんな部屋で加湿器などを使おうものなら、カビの繁殖を手伝っているようなもの。「健康のため」と思っての行動が逆効果になってしまうのです。

ただ、アレルギー性の肺炎は、治療が可能です。すでに触れたように、原因となるアレルギー物質から遠ざかることは不可欠ですが、これにアレルギーを抑える治療が取られることになります。基本はステロイドの吸入で、喘息治療と同じです。

ステロイドというと恐怖感を持つ人がいますが、喘息や肺炎の治療に使う吸入ステロイドは低用量なので、成長期の子供などは少し注意が必要ですが、成人であればほとんど心配はいりません。

そもそもステロイドホルモンとは、副腎《ふくじん》が分泌する免疫力を高める物質です。高容量の薬を使う時には副作用に十分注意をする必要がありますが、喘息や肺炎の治療で低用量の薬剤を使う程度なら、ほぼ心配はありません。それよりは、確実に吸入ステロイドを使って、継続的に呼吸器症状をなくしていくほうが重要なのです。

どんな治療にも必ずリスクとベネフィットがあります。その二つをきちんと説明し、患者と一緒に考えてくれる医師を、かかりつけ医に持ちたいものです。

第5章

万病のもと・糖尿病

糖尿病は「自己責任」か

患者数三一六万人、予備軍を含めるとその数は二〇〇〇万人に及ぶ、まさに「国民病」といえる糖尿病は、糖尿病という病気自体が色々な合併症を引き起こすのはもちろん、がんや認知症などの重大疾患のリスクを大幅に高めることからも、その存在が恐れられています。

元アナウンサーの長谷川豊《はせがわゆたか》氏が、自身のブログで「糖尿病の人が人工透析になることで医療費を圧迫している」と書き込んだことで炎上しました。彼のいわんとしていることはこうです。

好き勝手に暴飲暴食を繰り返し、運動もせずにメタボになり、その挙句に糖尿病になるような人はヘルスリテラシーに乏しく、自己管理のできない人だ。しかも、糖尿病になってからもきちんと血糖コントロールをしないまま放置した末に人工透析に至った人を助けるために、まじめに健康管理をしてきた国民の税金が投入されるのはおかしな話だ——。

こうした誤解は今でも多いようです。しかし、糖尿病をひとまとめにして「暴飲暴食で健康管理を放擲《ほうてき》した末の贅沢病」と決めつけるのは、大きな誤りです。

糖尿病になる要因は多岐にわたっており、中には持って生まれた遺伝的要因も含まれます。人は誰しも、走るのが速いとか、身長が高いとか、自分の努力とは関係のない要因に支配される部分を持っていて、糖尿病がそうした側面から体を支配することは珍しくありません。同じものを食べているのに太りやすい人と全然太らない人がいるのも、そうした遺伝的体質の違いによるものなのです。

糖尿病になりやすい遺伝を持っている人は、どんなに健康的な生活を意識し、実践しても、そうでない人と比べるときわめて高い確率で糖尿病になってしまうのです。

もちろん、そういう人でも普通の人以上に健康管理に力を入れることで、糖尿病でありながら普通の人以上に長生きするケースもあります。しかし、そのための努力は並大抵のものではありません。

病気の遺伝というのは決して簡単な仕組みではなく、「おじいさんがその病気だったから」とか「二代続いて同じ病気だったから」という単純なモノサシでは測れないものです。近年は遺伝子検査技術が発達したことで、こうした仕組みの解明が進んできてはいますが、まだまだ明らかになっていない部分が多い分野です。

糖尿病にもそんな部分があり、健康には人一倍気を付けていても、日々運動を心掛けていても、ほとんどお酒を飲まない人でも、糖尿病になる人はいるのです。これはその人の責任ではなく、遺伝子の働きがそうしていると考える以外にないのです。

遺伝というと1型糖尿病（血糖を下げるインスリンが分泌されないタイプの糖尿病）と考えるかもしれませんが、実際には糖尿病の大半を占める2型（インスリンは出ているのに十分な効果が得られないタイプの糖尿病）の患者にも遺伝的体質を持っている人はいます。決して暴飲暴食や運動不足だけが原因で病気になったわけではないのです。

もちろん、暴飲暴食を続けた末に糖尿病になり、治療も受けずに人工透析になった人もいます。

しかし、病気の出自を考慮することもなく「人工透析は税金の無駄遣い」と決めつけるのは、あまりにも短絡的な考えであり、世間にそれなりの発信力を持つ立場の人間であればなおのこと、きちんと勉強してから発言すべき内容だと思うのです。

糖尿病になったら「カッコよく」生きる

私は、糖尿病の患者さんには「一生カッコよく生きてください」ということにしています。

血糖コントロールに力を入れるということは、例えば低糖質の食事を心掛け、日常的に運動を取り入れることなどが求められます。そして、これらの取り組みは、そのまま「カッコイイ肉体」を作ることとイコールなのです。

真剣に糖尿病と闘うということは、ある意味肉体改造に取り組むことであり、これが成功すると「血糖コントロールの維持」と「カッコイイ肉体」の二つを手に入れることができるわけです。

単に〝治療〟と考えてしまうと、つらいばかりでやる気も出ません。でも、治療の先にご褒美《ほうび》が待っているとなれば、モチベーションも高まります。

病気の新常識その35

糖尿病と闘うことで、「カッコいい肉体」が手に入る

糖尿病との闘いは、とても地味な取り組みです。心臓病のように派手な手術で治すわけでもなく、また特効薬でたちどころに治せてしまう病気でもありません。小学生の勉強のように、毎日コツコツと努力する積み重ねが大事なのであって、一夜漬けではどうすることもできないのです。

その代わり、毎日コツコツと努力すれば、たとえ糖尿病を持っていても長生きは可能です。

芸能人やスポーツ選手などが病気になったり亡くなったりすると、瞬間的にその病気がクローズアップされて、検査を受けたいと希望する人で病院は大混雑しますが、二〜三カ月もするとそんなことは忘れられてしまうのが世の常なのです。

でも、病気はブームの対象ではありません。特に糖尿病の人にとって大事なのは日々の取り組みの積み重ねであって、「瞬間的な盛り上がり」など必要ないことなのです。日々の取り組みを継続させるためにも、時折この本を読み返していただき、

モチベーションを持続させてほしいのです。

私自身は糖尿病ではありませんが、患者さんにそう話している立場なので、自分でも患者さんとほぼ同じ食生活（糖質制限食）で過ごしています。そのおかげで肥満にもならず、健康体を維持できています。

人や制度を非難するのは簡単ですが、そこで病気と闘っている患者さんがいる以上、その発言は慎重であるべきです。私は医師として無責任なことはいえないし、患者を見捨てるようなことはしたくありません。「私も頑張るから、あなたも頑張ってください」というスタンスで、一緒に頑張っていきたいと思っています。

糖尿病から起こるさまざまな病気

本章冒頭で書いたように、糖尿病はそれ自体の症状もさることながら、さまざまな合併症を引き起こします。

糖尿病の代表的な合併症といえば「腎症」です。糖尿病は動脈硬化を進めるため、全身の血管で血流障害を起こしやすいのですが、これが腎臓の糸球体《しきゅうたい》という

病気の新常識その36

糖尿病予備軍と言われたら、まず眼底検査を受ける

「血液を濾過《ろか》する器官」で起きると正常な濾過ができなくなります。本来血液に戻さなければならないタンパク質が尿に漏れ出すようになります。これが腎症で、悪化すると腎不全となり、人工透析が必要となるのです。

一方、糖尿病は「目」にも合併症を起こします。成人の失明の原因の第一位は、糖尿病の合併症として起きる「糖尿病性網膜症」。十分な注意が必要です。

血糖値が高い状態が続くと、血管がもろくなります。特にダメージを受けやすいのが目を走行する細い血管で、中でも網膜は細くて繊細な血管が集まっています。ここの血管が損傷すると、血流を補おうとして新しい血管が生えてきます。

しかし、この血管は非常に脆弱《ぜいじゃく》なので、簡単に出血します。これを繰り返すと網膜剥離を引き起こすなどして視力が低下していく――これが糖尿病性網膜症です。

糖尿病、ないしはその予備軍と診断されたら、一度眼科を受

診して、眼底検査を受けておくことをお勧めします。

もちろん、糖尿病によって進行する動脈硬化は、さまざまな血管病の要因になります。狭心症や心筋梗塞などの心臓病、脳梗塞やクモ膜下出血などの脳卒中のリスクも高めます。こうした命に直結する重大疾患を合併症に多く持っていることが、糖尿病患者の平均寿命を縮めているのです。

さらに、糖尿病は血管だけでなく「神経」にも影響を及ぼします。神経がダメージを受けると痛みを感じにくくなり、感染症などにも気付きにくくなるのです。

動脈硬化と並行して神経障害が進むと、例えば足の爪やかかとにできた小さな傷から入り込んだ菌が炎症を起こしても気付かない、あるいは気付いても痛くないため放置するなどして悪化し、潰瘍を起こすことがあります。これが足が腐ってしまったような状態である壊疽《えそ》を引き起こし、最悪の場合は切断を余儀なくされるのです。

そこまでひどくなくても、例えば「ＥＤ」（勃起《ぼっき》不全）なども、神経障害の一種として起きることがあります。「ＥＤくらい」と甘く見ていると、実は糖尿病だった……などということも実際にあるのです。

実は、がんや肺炎、アルツハイマーにもつながる

糖尿病の人は、そうでない人と比較してがんになる確率が一・三倍も高いという報告もあり、これは決して見過ごすことはできません。

なぜ糖尿病だとがんになりやすいのか――。その理由はまだはっきりと解明されていませんが、仮説はあります。キーワードは「インスリン抵抗性」です。

食べ物が消化吸収されると、血液中に糖分があふれ出して血糖値が上昇しますが、膵臓からインスリンというホルモンが出て、一度上がった血糖値を下げてくれます。

しかし、糖尿病の人はインスリンが正常に作用しない（これを「インスリン抵抗性」と呼びます）ため、膵臓は「もっとインスリンを出さなければ」と頑張り続けてインスリンをたくさん分泌します。この状態を「高インスリン血症」といいますが、これががんの増殖を促す因子を元気づけてしまうため、がんが育ちやすい環境ができあがっていく――という仮説です。

そもそも糖尿病の人には運動不足や過食傾向の人が多く、それだけでもがんのリスク要因となるのですが、ホルモンの働きの低下もがんの発生を助長している可能性があることは、ぜひ覚えておいたほうがいいでしょう。いいかえれば、糖尿病の人は、たとえ痩せていてもがんのリスクは高い、ということなのです。

もう一つ、意外に思うかもしれませんが、糖尿病は肺炎のリスクも高めます。特に高齢者は熱が出にくいこともあり、かぜだと思って甘く見ているうちに肺炎にかかっているケースは少なくありません。本人が気付かないまま肺炎が進行してしまうと、病気が見つかった時には取り返しのつかないことになっていることもあるのです。

また、糖尿病の人は、アルツハイマー型認知症にもなりやすいことがわかっています。アルツハイマー型認知症の原因とされるのが、脳でつくられるアミロイドβという物質です。通常はインスリン分解酵素が、インスリンと同時にこのアミロイドβも分解してくれています。

しかし、糖尿病（特にインスリン分泌が不安定な2型糖尿病や糖尿病予備群）の人は、インスリンの過剰分泌が起こりやすく、インスリン分解酵素への負担が増して、アミロイドβを分解する機能を妨げてしまうのです。このことにより、アルツハイマー型認知症になりやすくなるとされています。

最後に、これは合併症とは異なるのですが、糖尿病治療で注意したいのが「低血糖」です。治療の一環として血糖値を下げる薬を使いますが、使い方を誤ると血糖値が急降下して低血糖状態に陥ることがあるのです。低血糖になると空腹感や虚脱感をおぼえ、症状がひどくなると発汗や震え、さらには意識が遠のいたり、最悪の場合失神することもあります。

糖尿病は単に薬を飲めばいい、インスリン注射をすればいいというものではなく、薬を使いながら血糖値を上手にコントロールしなければ逆効果になる病気。甘く見るのは禁物です。

結局は、日常の食生活と運動習慣が大事

糖尿病の人は肥満の人が多く、その背景には運動不足があります。また塩気の強い味を好む傾向にあるので、胃がんの発生リスクも高めます。つまり、糖尿病の人

は、日常の食生活や運動習慣などが、そのまま生活習慣病やがんになりやすい特徴を持っているということができる、いいかえれば、そこを改善すればがんなどの予防にも大きな期待ができる――ということなのです。まさに「一病息災」です。

糖尿病の人は、血糖のコントロールが不可欠なので、それを遵守《じゅんしゅ》することで健康な人以上に「健康的な生活」を送ることができます。それは「がんになりにくい生活」そのものであって、糖尿病でない人も見習うべき生活なのです。

その証拠に、糖尿病になったものの、生活習慣を見直し、治療をきちんと受け続けたことで平均寿命よりもはるかに長生きした、という人は数多くいます。糖尿病になったからといって悲観するのではなく、そこから先の生活を見直すきっかけとして前向きに捉えることが重要なのです。

何も欠点がない人よりも、何か一つくらいの欠点があるほうが、それを克服しようとして努力することで大きく伸びることがあります。糖尿病という〝欠点〟を持っている人は、それを克服しようと真面目に食生活や運動、生活習慣を見直し、日々努力することで、例えば心筋梗塞や脳梗塞の予防に努めることができれば、それは結果としてがんや認知症の予防にもつながるのです。

遺伝的に糖尿病になりやすい体質の人なら、日常的に過食を防ぎ、お酒の飲み過ぎに気を付けることで、糖尿病予防以上の健康効果が得られることもあるのです。

糖尿病は、病気そのものの恐ろしさもさることながら、それ以上に深刻なのは「日常生活の見直しを徹底できるか否か」という点に尽きるのです。糖尿病になってしまったことは決してうれしいことではないけれど、それをあえてプラスに考えて、前向きに、そして自分に厳しくできる人は長生きします。しかし、それができない人が残念ながら多いのが実情なのです。

がんを予防するのも作り出すのも、自分自身の生活をどこまでコントロールできるか——という点にかかってくるところは小さくないのです。

「糖質制限が危険」という説は本当か

炭水化物の摂取量を抑える「糖質制限」という考え方が普及しました。元は糖尿病の人の食事療法の一つとして考え出されたものですが、比較的短期間でダイエット効果が得られることから、急速にこれを実践する人が増えました。

一方で、極端な糖質制限をすることの危険性を唱え、警鐘《けいしょう》を鳴らす医師がいることも事実です。現状の医療界には、糖質制限に対して「賛成派」と「反対派」の医師が混在しています。

そんな中で私はどう考えるかといえば、「考え方の一つとしてはアリかな」と思っています。私自身の食生活を元に紹介してみましょう。

元々私は炭水化物を好む、太りやすい体質でした。いいかえれば「糖尿病になりやすいタイプ」ということができるのかもしれません。

そこで現在は、適度に糖質制限を実施しています。といっても、朝から晩まで炭水化物を一切摂らない――という徹底した取り組みではなく、あくまで〝適度〟な取り組み。「なんちゃって糖質制限」とでもいうものです。

私の場合は、ご飯（白米）はある程度摂っています。甘いものも食べるし、イタリアンのお店に行った時にはポテトなども食べています。

その時々で食べたいと思えば食べる代わりに、「抜くものは抜く」という考え方で臨んでいます。例えばある日はどら焼きを食べたので、そのあとの食事でカレーライスが出た時は、カレーのルウだけにしてもらいました。もしどら焼きを食べていなければライスも食べたと思いますが、いただき物のどら焼きの賞味期限が切れそうだったので、もったいなくて食べてしまったのです。そういうことは皆さんもあると思いますが、「なんちゃって糖質制限」だと、臨機応変に対応できるので便利です。

カレーのルウだけでは物足りないと思えば、「豆」を加えるとライスの代わりになります。大豆を茹でてカレーをかけて食べると、おいしく、しかもちゃんと「カレーを食べた」という気分になれるものです。これにコーヒーを一杯、野菜ジュースを一本飲めば、意外にバランスの取れたランチになります。

朝は、野菜ジュースとヨーグルトだけ。だからお昼に糖質を摂ったとしても、「摂り過ぎ」にはならないだろうという安心感があります。

夜は食べ過ぎない程度にご飯も食べますが、お昼に糖質を摂りすぎたら、ご飯は抜くかもしれません。

私はお酒も飲みます。特に日本酒が好きなので、そこで摂る糖質の分は残しておかなければならない。まあ、大好きなお酒のためなら、ご飯や甘いものも我慢できるという面もあるのですが……。

私が食事をする時に頭で唱える念仏のような言葉があります。

「ご飯、麺《めん》、パン、いも、フルーツ」

これに「スイーツ」を加えたものが炭水化物であり、「砂糖のかたまり」として認識するようにしているのです。つまり、これらの食べ物が目の前にある時は、十分に気を付けるように自分を戒《いまし》める。食べてはいけないのではなく、それを食べるなら、後の食事で調整する——という意識を持つようにするのです。

正確に測ったわけではありませんが、しっかり糖質制限を行っている人から見れば、それでも私の一日の食生活は糖分を摂りすぎているのではないかと思います。ただ、女房が作ってくれる料理は野菜が山盛りで魚も必ず出てくるので、バランスは取れているのだろうと思うことにしています。

何事も徹底して厳しくすると、「楽しさ」が失われます。食事は本来楽しいものであって、そこから楽しさをなくしたのでは何のための人生だかわからなくなってしまいます。「適度に」と「摂りすぎない」という二つのキーワードだけを意識できれば、それほど難しくなく、苦しむことなく糖質制限はできるものです。「病気の予防」などと考えず、「自分のなりたい体になる」という考え方のほうが長続きします。ぜひ試してみてください。

オススメは「豆」を取り入れた生活

糖尿病治療の一環、あるいは生活習慣病予防やダイエットなど、目的は人それぞれでも、食生活である程度の糖質を制限することは医学的に見ても推奨されることだと考えます。無理のない範囲で実践するといいでしょう。

ただ、問題なのが「空腹との闘い」です。慣れてくればやり過ごせるものですが、ダイエットを始めた当初は空腹感が気になって集中力が落ちる人もいるようです。

そんな時に私が勧めるのが「豆」。中でも私のオススメは「納豆」です。ご飯にかける時のようにかき混ぜたりせず、淡々とスプーンですくって食べるのです。

そんな食べ方をしておいしいのか、と疑問に思うかもしれませんが、やってみるとこれがなかなかイケます。何となくチーズケーキを食べているような感覚になってくるのです。プラスチックのケースに小分けされた納豆を二ケースほど食べる

病気の新常識その37

糖質制限でおすすめなのは「納豆」か「蒸し大豆」

と、空腹感もなくなります。納豆はタンパク質だし、健康にもいい。お菓子を食べるくらいなら納豆のほうが余程健康的といえるでしょう。

納豆が苦手な人には、「蒸し大豆」がオススメです。これは大豆を蒸しただけのもので、「蒸し大豆」として商品化されています。私はこれを箱単位で大量に購入してあって、仕事の合間などの小腹が減った時に気軽に食べています。

大豆の他に黒豆を蒸したものなどもあって、これをヨーグルトの上に載せて食べるとほんのりと甘くておいしく、しかもタンパク質の豊富な理想的なおやつになります。私はお昼ごはんをこれだけで済ますこともあるのですが、午後の仕事も元気に乗り切ることができます。

蒸し大豆を自宅で作る際には、少し注意が必要です。というのも、ただお湯に入れて茹《ゆ》でようとすると、豆の中の水溶性食物繊維が流れ出てしまうのです。自宅で作る際には、電子レンジを使って茹でこぼさないようにするのがコツです。

大豆は大腸や肝臓にも効果的な食べ物とされています。大豆以外でも、総じて「豆」は体にいいので、積極的に食べてください。枝豆でも豆腐でもおからでも、豆に由来する食品で体に悪影響なものはまずありません。ただ、ピーナッツは油を使っているのでカロリーが高めですし、塩がかかっているので血圧や動脈硬化への影響が少し出てきます。また、腎臓が悪い人は過剰なタンパク質は避けなければならないので、これも要注意です。

糖尿病の新薬

糖尿病というと「低糖質ダイエット」ばかりが注目されがちですが、治療技術も進歩しています。二〇一四年に日本で保険適用され相次いで発売された「SGLT2阻害薬」という薬です。

そもそも糖尿病とは、血液中の糖分の割合が高まり過ぎることで起きる病気です。血糖値が高くなり過ぎると、余った糖が尿に降りてくるのでこの病名が付いたのですが、意外にそうしたことも知らない人は多いようです。事実、糖尿病の進行した人のおしっこは、甘いにおいがするし、糖尿病の専門医の話では、舐《な》めると本当に甘い味がするそうです。

血糖値が上がると膵臓からインスリンというホルモンが出て、血糖値を下げようとします。しかし、体質的にインスリンが分泌されない人（1型糖尿病）や、インスリンは出るものの血糖値を下げる力がない人（2型糖尿病）がいて、これらを総称して「糖尿病」と呼びます。

圧倒的に2型糖尿病の割合が高く、一般的に生活習慣病の糖尿病は「2型」を指すのですが、従来はインスリンの働きをサポートする働きを持つ薬を使い、あとはカロリー計算した食事と運動で血糖値をコントロールするしか対策はありませんでした。

ところがＳＧＬＴ２阻害薬は、インスリンとはまったく異なる部分で糖尿病改善にアプローチします。

腎臓で原尿が再吸収される際に、尿の中の糖分は再吸収されないようにブロックする働きがあり、このため余った糖分はそのまま尿として排出されるので、体内の糖分比率は下がる——という仕組みです。劇的な効果があり、糖尿病患者がこれを飲むと血糖値が確実に下がるだけでなく、見た目にもわかるほどスリムになっていくのです。体内の糖分が減るので、インスリンを必要以上に分泌する必要もなくなり、膵臓もラクになります。痩せることと、利尿効果も手伝って血圧も下がります。

さらに、中性脂肪値が下がるとともにＨＤＬ（善玉）コレステロールが増加します。ＬＤＬ（悪玉）コレステロールは増加するのですが、このうちで実際に動脈硬化に関わる小型ＬＤＬコレステロールは減少することがわかっており、脂質代謝の面からも動脈硬化予防が期待できるのです。

この薬のメリットは他にもあって、従来の薬のように血糖値を下げ過ぎる、つまり「低血糖」になる危険性がないという点です。糖尿病治療で一番怖いのが低血糖で、下手をすると意識を失くして倒れてしまいます。そうしたリスクがないうえに、この薬はそれほど高価でもない。他の薬と併用した時の副反応に気を付ける必要はありますが、単剤としての安全性は高く、患者さんにとっても糖尿病治療に当たる医師にとっても、有難い薬ということができます。

近年、ＳＧＬＴ２阻害薬は、糖尿病治療薬として初めて、心不全や心筋梗塞の発症予防、さらに腎不全の進行を抑えること、そして総死亡のリスクを減らせる可能性などを示唆する研究結果も報告されており、ますます期待が高まっています。

第6章

社会的要因の病気

1 ロングフライト(エコノミークラス)症候群

二〇一六年三月に発生した熊本地震では、大規模避難施設の損壊による避難所不足や、度重なる余震の恐怖などから、多くの被災者が自家用車の中での生活を余儀なくされました。その結果、五一人もの人がロングフライト症候群で入院することになり、一人が死亡、五人が重症と発表されています。

ロングフライト症候群は、以前は「エコノミークラス症候群」と呼ばれましたが、長時間座り続けていれば特に席種に関係なく発症する危険性があることから、現在ではロングフライト症候群と呼ばれています。長時間座ったままでいることで血液の循環が悪くなり、脚の血管でできた血栓が肺の血管で詰まる(肺梗塞)病気です。

サッカー元日本代表の高原直泰《たかはらなおひろ》さんが、二〇〇二年にこの病気でワールドカップ日本代表を辞退しなければならなくなったことなどで広く知られるようになりました。一度発症すると、血栓をできにくくして再発を防止するために長期の治療や薬物服用を必要とすることもあります。

もちろん飛行機だけでなく、新幹線や高速バス、そして冒頭で触れた「自動車での生活」、さらにはデスクワークのサラリーマンやＯＬなども発症リスクを抱えています。特に被災地の方々は、トイレに行く回数を減らしたいと考えて水分をあまり摂らないようにしていることもあって、より危険度は高まるのです。

実はこの病気は私たちのような医師にとっても危険な病気です。特に外来の日は朝から夜まで座りっぱなしで、下手をするとお昼休みも患者さんが途切れないこともあり得ます。

私などはすぐに立てるように診察室でも丸椅子に座り、患者さんに体操の指導をする時に、意識的に自分も一緒に体を動かすことにしていますが、安楽椅子に深く腰掛けて電子カルテとにらめっこの医師などは、いつ血栓ができても不思議ではありません。

この病気は「座っている」ことだけが危険なのではなく、「寝たきり」の人も要注意です。そのため多くの病院では、入院中の人などには、たとえ歩くことができなくても、気付いた時には脚を動かすよう指導しています。

ロングフライト症候群の予防には、長時間同じ姿勢を続けないことと、脚、特にふくらはぎをマッサージして血行をよくすることが効果的です。

また、弾性ストッキングといって、ふくらはぎを強く締め付けるソックスがあるので、長距離の旅行の時などは利用するといいでしょう。

弾性ストッキングは、元は「下肢静脈瘤」という病気の再発予防を目的としたものでした。脚の静脈は、高いところにある心臓まで血液を持ち上げていく必要があるため、血管の要所要所に「弁」があり、血液が逆流しない仕組みになっています。

ところが加齢とともに弁が壊れてしまうことがあり、そうなると血液が思うように流れずにうっ滞してしまうのです。脚の表面に近い静脈でこれが起きると、皮膚に凹凸ができるだけでなく、足がだるくなったり、むくんだり、炎症、色素沈着、こむら返りなど、生活の質も下がります。

同じことがもっと深い部分を走る静脈（深部静脈）で起きると、ロングフライト症候群と同じように血栓を作る危険性も出てきます。

下肢静脈瘤に対しては、以前は血管を抜いてしまう手術が主流でしたが（皮膚に近い静脈はなくなっても日常生活に支障をきたすことはありません）、近年はレーザー治療で血管を焼いて、閉じてしまう治療を行うところが増えてきました。

外科手術の中でも比較的安全性の高い治療なので、太ももやふくらはぎに浮き上がる血管が気になる人は、一度医師に相談してみてはいかがでしょう。

2 赤ちゃんに影響を及ぼす感染症

「はしか」というと、子供のかかる病気――と思い込んでいませんか。以前一九歳の男性が、自分がはしかにかかっていることを知らずに公共交通機関を使ってコンサートに行って、感染拡大が懸念されたことがあります。

日本人のはしかに対する意識は海外と比べて非常に低く、海外の医師から驚かれることも珍しくありません。少なくとも先進国において、「はしかの予防接種をしない」などということは常識的に考えられないことなのです。

ところが日本では、副作用が心配という理由で、子供に予防接種を受けさせない人が多い。これは非常に大きな問題といえるでしょう。

これからの時代、日本は「社会」として、はしかへの対策を講じる必要があります。もはや個人の判断に任せていられる状況ではないのです。

例えば、日本から海外に留学が決まると、はしかの抗体の有無の確認を求められ、予防接種を受けていない人は入学を認められないケースが珍しくありません。それほど海外では、はしかを脅威として認識しているのですが、日本とはあまりにも温度差があり過ぎる。インフルエンザのことは怖がるのに、不思議な話です。はしかは髄膜《ずいまく》炎や肺炎を引き起こす危険性のある、とても恐ろしい病気です。出産を考えている夫婦のうち、いずれかが免疫を持っていないと赤ちゃんに障害が出る危険性もあります。予防接種は不可欠です。「自分はいらない」では済まされない問題なのです。

この本を読んだことを契機に、ぜひはしかに興味を持って、積極的な予防に取り組んでください。

3 性感染症の増加――梅毒・B型肝炎

国立感染症研究所は、二〇一八年の梅毒感染者数が、七〇〇〇人を超えたと発表しました。

梅毒という病気は、病名こそ知られていて派手な存在ですが、実際には感染していても気付かないことの多い病気です。特に初期症状は地味で、リンパの腫れや局部にしこりができる程度。しかも、自然に治ってしまうことも多いので、なおのこと気付きにくい。

自分で気付くのは病気が進展して、手に「バラ疹」という症状が出てきてから。さらに悪化すると、脳が冒される「神経梅毒」に移行します。現代ではそこまで行くケースは少ないですが、昔は不治の病とされていて、ナポレオンやニーチェはこの病気で命を落としています。

口に菌を持っていると、キスやオーラルセックスで簡単に感染します。風俗産業では、いまだに「うがい薬で予防できる」と信じている人がいるようですが、これはまったく根拠のない話で、逆に粘膜を痛めて感染症を助長しかねません。

ただ、検査が簡易化されたことで、早期発見の可能性は高まりました。この背景には、エイズを心配して検査を受ける人が増えたことも関係しているようです。「宅配検査」もニーズがあるようなので、そんなサービスは利用してもいいかもしれません。

性感染症の一つにB型肝炎があります。B型肝炎は以前は注射針を通じて感染したケースが問題になりましたが、注射器が使い捨てになった現在は、このルートで感染する危険性はなくなりました（医療機関以外での入れ墨やピアスの穴あけ、そして闇社会での覚せい剤の回し打ちなどに痕跡が残っていますが……）。

B型肝炎には出産時に母親から新生児にウイルスをうつす「垂直感染」もありますが、現在は妊娠した時点で母体の感染を調べ、もし母親がB型肝炎ウイルスのキャリアとわかれば、新生児にはワクチンを打つことが義務付けられています。

こうした兵糧《ひょうろう》攻めが功を奏して、近い将来、日本からB型肝炎という病気は消滅する——と見られていたのですが、ここにきて状況が変わってきました。同じB型肝炎ウイルスでも、従来日本では見られなかった「ヨーロッパ型」という株のウ

病気の新常識その38

厚労省が認める診療科目に「性病科」はない

イルスが日本国内で徐々に拡大しつつあるのです。この新種と従来型のウイルスの違いは、ヨーロッパ型のB型肝炎ウイルスは、性交渉で感染する、つまり性病の一種――ということです。従来のような血液感染や垂直感染以外のルートで簡単にウイルスがうつってしまう、非常にやっかいな病気なのです。

日本での感染源を調べると、ある限定された風俗街にたどり着く、という噂もあります。その手の店には出入りしないほうがいいでしょう。

ちなみに、梅毒に限らず、性感染症の治療を行うのは泌尿器科か感染症科、女性なら婦人科でも診てくれます。歓楽街の中に「性病科」という看板を出しているクリニックを見かけることがありますが、厚労省が認める診療科目に「性病科」という項目はありません。おそらくそのクリニックの院長の専門は泌尿器科だろうと思いますが、中には専門外の医師が片手間で診て、いい加減な治療を行っているところもあるようです。

二〇一七年一月に都内の開業医が本当は病気ではない受診者に「クラミジアだから」と騙して、必要のない薬を処方したとして逮捕された事件がありました。ちなみに逮捕された医師の専門は、泌尿器科でも婦人科でも内科でもなく、「麻酔科」でした。受診前にホームページなどで医師の専門を確認し、専門外の医療を提供している怪しげなクリニックは避けたほうがいいでしょう。

4 ストレスが体に与える影響

がんの患者さんの痛みには、がんが神経を圧迫することで起きる器質的な痛みがある一方で、迫りくる死に対する不安が作りだす痛みもあります。そもそも人間は、不安や悩みなど、「精神的なストレス」によって、痛みを感じる動物なのです。

その代表例が「腰痛」です。椎間板《ついかんばん》ヘルニアや脊柱管狭窄症《せきちゆうかん》など、骨の異常で神経が刺激されて起きる腰痛もある一方、骨や神経にはまったく問題がないのに、はっきりした痛みを起こす人がいます。

レントゲン写真を撮ってもＭＲＩで画像診断をしても問題がないのに、痛みだけは確かにある。これが「ストレス性の腰痛」で、意外なほど患者数が多く、福島県立医科大学のように、整形外科と精神科がチームを組んで治療にあたるところも出てきているほどです。

残念ながら、ストレスが腰痛を起こすメカニズムはわかっていません。でも、精神的な悩みが解消すると腰の痛みもなくなる――というケースは多く、何らかの因果関係が存在するのは間違いなさそうです。

自称「腰痛持ち」のお父さんでも、日曜の朝になると重いゴルフバッグを抱えて出かけていき、一八ホールをにこやかにプレーして、風呂に入って初めて「痛い！」と顔をしかめる……。つまり、「楽しい時」は痛まずに、「楽しいことが終わった時」に痛みが起きる、ストレス性の腰痛なのです。

逆もあります。レントゲン写真で明らかに骨が神経を圧迫している、あるいは椎間板ヘルニアがあるのに、当人は痛みを感じない――というケースです。「気の持ちよう」とか「病は気から」と言ってしまえばそれまでですが、実に不思議な話ではあります。

こうしたストレス性の腰痛の対策として、「日記」が役立つという報告があります。誰と会った時に痛んだ、何をしている時に痛んだ、という情報を蓄積していくことで、痛みの原因を特定し、それを回避することで腰痛を未然に防ぐことができる可能性があるのです。

まあ、その原因に特定された人は、それをストレスに感じて腰痛を起こすことになるのかもしれませんが……。

近年は、ストレスと腰痛の強い関連性に注目し、整形外科医と精神科医が協力しあって治療を行っている医療機関も現われ、治療効果を発揮しています。

第7章

高齢化で増えているこの病気

1 がん

マスコミなどで盛んに「がんにかかる人が増えている」といわれています。さまざまな治療技術の進歩によって、克服できるがんが増えてきていることは事実ですが、「がん患者が増加」と聞けば、穏やかではいられなくなります。

でも、日本は世界一の長寿国であり、超高齢化社会の国です。高齢者が増えれば、がんにかかる人の数も増えるのが当たり前で、ある意味仕方のないことなのです。

そうしたことを背景に、「高齢者にがん検診は不要」という声が一部から上がりました。

その理由は、若い人のがんは進行が早くて危険だが、高齢者のそれは比較的ゆっくり進むから——というものですが、背景には「ある程度長生きしたんだから、今さらがんに気を付けなくてもいいでしょう」という気持ち、もっといえば「先の長くない高齢者に、限りある医療財源を使ってほしくない」という思いも透けて見えるような気がします。

でも、私はあえて反論します。「高齢者ほどがん検診を受けるべき」と。

日本には九〇歳を過ぎても元気で暮らしているお年寄りが大勢いますが、そんな人たちの多くに共通しているのが、「がん検診を受けている」ということなのです。がんに対する警戒を怠《おこた》らずに健康管理に力を入れているからこそ、彼らは長寿を実現しているのです。

ある雑誌で九〇歳を過ぎても現役で仕事をしている三人のおばあちゃんを紹介していましたが、この三人とも、六〇代か七〇代で一度がんを経験し、的確な治療で克服した末に「現役長寿」を実現している点で共通していました。

長生きするうえで、がんをどう回避するか、を考えた時、一つは「がんにならないこと」が大切ですが、もう一つは「がんをいかにして早期で見つけ、確実に治療をしていくか」の重要性が浮き彫りになってくるのです。

その意味でも、「高齢者だからがん検診は必要ない」という考え方は改めるべき。いくつになっても積極的に健康を維持しようとする姿勢がなければ、長寿の実現はあり得ないのです。

コラム……免疫力を高めるには

タバコ、アルコール、肥満、運動不足、糖尿病が、がんの五大因子です。大腸がんなどにはこれに「肉」なども危険因子として加わってきますが、いずれにしても因果関係のはっきりしている危険な要素には、なるべく近づかないに越したことはありません。そのうえで、酸化ストレスを防ぎ、免疫力を高める努力をすることで、がんの予防と早期発見が可能になってくるのです。

免疫力を高める対策といえば、「睡眠」に勝るものはありません。上質な睡眠を十分に取って疲れを取ることで、免疫力は大幅に高まります。かぜを引いた時も、薬など飲まずにゆっくり寝ていれば免疫力が高まって自然に治っていくものなのです。

それほど睡眠は私たちの健康にとって大切なものなのに、意外に軽く見られているような気がしてなりません。日本人はもう少し、質の高い睡眠に向けた対策を講じてもいいような気がします。

私は最低でも五時間は寝るように心掛けています。これが四時間未満になってしまうと、かなり不調を感じます。昼間仕事をしている時の体調がだいぶ違ってくるのです。そのくせ、ベッドに入る時刻はあまり気にしていません。起きる時間が六時から七時の間になるように気を付けているだけです。

最近よく「副交感神経を優位にしましょう」という話題が雑誌や健康番組で取り上げられます。副交感神経とは、自律神経の一つで、リラックスした状態の時に優位になる神経。反対に緊張状態の時には交感神経が優位になります。

副交感神経が優位になると、胃腸の動きがよくなります。逆に、ストレスが溜まって交感神経が優位になると、腸の動きが乱れたり止まったりするので下痢や便秘になるのです。

これと同じように、リラックスしている時は呼吸も深くてゆっくりですが、緊張状態だと浅くて速い呼吸になります。だから、「緊張しているな」と感じたら、意識的にゆっくり呼吸をすることで、強引に副交感神経を優位にすればいいのです。

もう一つ、免疫力を高く維持するうえで需要になってくるのが「メンタル」です。「病は気から」とはまさにこのことで、精神状態の良し悪しが病気を治しもすれば、病気を引き込むこともあるのです。

医学的にいう「免疫」とは、非常に複雑で難しく、簡単に一言で説明できないものなのですが、それをあえて一言で説明するとすれば、「人間の体を外敵から守るシステム」となります。そのために私たちの体の中ではさまざまな細胞や遺伝子が頑張ってくれているのです。

よく、がんの予防に働く免疫細胞として「ＮＫ細胞」という免疫細胞が取り上げられます。確かにＮＫ細胞はがんの発生や治癒の段階で大きな役割を果たしていますが、実際にはＮＫ細胞だけががんをやっつけているわけではなく、免疫系が全体として機能することで、ＮＫ細胞が働きやすい環境を作っている――と考えるほうが正しいでしょう。

では、免疫系全体が正常に機能している状態とは、いったいどんな状態を指すのでしょう。免疫システムは複雑で、かぜを引かないからといって、がんになりにくいとは限らないように、状況によってその働き方にも差があります。

それでも、昔から「かぜは万病のもと」というように、かぜを引かないような健康体を保つように努力することは、他の免疫力強化にも役立つと考えられます。

また、運動不足や肥満、さらに糖尿病など、生活習慣病とガンの危険因子には多くの共通点が見つかっているので、日頃から検診で自分の健康状態をチェックして、その結果と真摯《しんし》に向き合うことが大切です。

2 帯状疱疹《たいじょうほうしん》

帯状疱疹とは、水疱瘡《みずぼうそう》ウイルスが再発すること。名前のとおり、神経の走行に沿って「帯状」に発疹する病気です。

多くの場合、子供の頃に水疱瘡にかかって、何日か学校を休んで寝ているうちに治っていきます。しかし、これは完治したわけではなく、免疫力でウイルスが抑え込まれただけのことで、強いストレスや疲労、あるいはがんや白血病などの病気がもとで免疫が下がると、抑え込まれていた水疱瘡のウイルスが再活性して、わき腹や背中、お尻、脚、腕、顔など、弱った神経の部分に疱疹（水ぶくれ）を作るのです。

特に高齢者は免疫が落ちやすいので、帯状疱疹のリスクも高まり、人によっては「毎年出る」という人もいるほどです。

この帯状疱疹の予防法として、通常は小児を対象に行っている水疱瘡のワクチンに効果が期待できるのではないか――という意見もあります。じつはこれまで、ワクチン接種による帯状疱疹の予防法には科学的な根拠が十分にないとされ、積極的な予防接種は行われてきませんでした。

ところが近年、海外にて一定の有効性が確認できたとのことから、日本でも帯状疱疹の予防ないしは悪化防止を目的とした水痘ワクチンの接種が認められるようになったのです。ちなみに、この予防接種には健康保険は適用されていませんので、全額自費で行われています。

帯状疱疹は、発疹の前に「痛み」が出ることが多く、その症状を頼りに整形外科を受診する人が少なくありません。整形外科でレントゲン写真を撮っても、当然のことながら骨には異常がない。ならば筋肉痛か神経痛でしょう、ということで、とりあえず湿布薬が出されます。

するとしばらく経って、湿布を貼っていた場所に疱疹が出てくる。まさに帯状疱疹の特徴的な症状なのですが、患者は「湿布を貼ったからかぶれたんだ」と勘違いする。世間の「医療不信」の多くは、こうしたことに端を発するもののようです。

ちなみに帯状疱疹は、痛みに続いて最初の水疱が出てから数日以内に治療を始めれば症状の悪化を抑え込むことが可能ですが、そのタイミングを逃すと対症療法でやり過ごすしか手がなくなります。しかし、「痛み」だけを訴えて整形外科を受診しても、帯状疱疹と診断することは必ずしも容易ではないのです。

整形外科には体の痛みを訴えて日々多くの患者さんが来院されます。したがって、通常は筋肉や関節のトラブルによって痛みが生じているという立場から治療が始まります。帯状疱疹の場合、数日後に発疹が出てくるので、今度は皮膚科や内科を受診することになるのです。

内科や皮膚科の医師は、痛みに続いて水疱が出た状態で患者さんを診察するので、帯状疱疹と診断することは容易なのです。しかし、すでにこの時点では有効な治療薬が使えるタイミングを逃してしまっていることが多いのが現状です。

大切なことは、痛みや痺れが生じたときに、発疹が出ていないかをよく観察することです。帯状疱疹は頭や顔に生じることもあるので、頭痛の際には髪の毛に隠れた発疹を見逃さないようにしてください。早期発見、早期治療が大切です！

3 変形性膝関節症

整形外科領域の疾患で、高齢者に多いものとして「変形性膝関節症」があります。

膝の軟骨が擦《す》り減って、摩擦で痛みが起きる疾患で、ひどくなると手術が必要になります。

これを予防するには「かかと突き出し体操」があるので、ぜひ試してください。

椅子に座り、片足を前にまっすぐ伸ばして少し大腿部が椅子から離れるくらいに足を上げます。この時に足先が自分の顔の方に向くように足首を曲げると膝回りの筋肉が緊張して鍛えられます。

片足を三〇〜六〇秒上げたら、逆の足でも行い、それぞれ三回ずつを一セットとして一日二〜三セット行いましょう。この運動で、大腿部から膝につながる筋肉が強化され、膝痛がかなり改善するはずです。

よく「膝が悪いから」といって、曲げ伸ばしをする運動をしている人がいますが、あれはお勧めできません。軟骨の摩耗を進めるだけです。

その点「かかと突き出し体操」は、つま先を自分のほうに向けてまっすぐ上げるだけなので、膝の軟骨にはダメージが及びません。「かかと突き出し体操」をすると、膝をサポートしている大腿部の筋肉と腱が強化されるので、膝のサポート力が高まって〝ぐらつき〟が治まるのです。

膝に痛みがある時にサポーターを巻くと痛みが和らぐのは、サポーターの圧迫によって膝が曲げにくくなるから。つまり、変形性膝関節症の人は、膝を曲げなければ痛みは抑えられる（曲げるたびに膝は傷つく）のです。

日常生活の中でも工夫はできます。階段を上がる時は「痛くないほうの足」から上がる、降りる時は「痛いほうの足」から降りる――。ただこれだけのことでも、膝の負担は大幅に軽減されます。

「痛いほうの膝は、曲げる頻度が少ないほどいい」――ということを、ぜひ覚えておいてください。こうした運動や生活習慣を送れば、軽度の変形性膝関節症なら二カ月くらいで痛みが和らぐでしょう。

4 骨折

日々の生活で高齢者に特に気を付けてほしいのが「骨折」です。特に、大腿骨の頸部骨折や、手を突いた時の転倒骨折などは、それが引き金となって寝たきりに移行することもあるので、甘く見るのは危険です。

高齢者の骨折は特に女性に多い印象があります。女性の場合、閉経で女性ホルモンの分泌量が急激に減ることで骨粗鬆症《こつそしょうしょう》が一気に進みやすくなることが関係している可能性が考えられます。

大腿骨の頸部骨折の場合、人工骨頭を入れる手術を行うことになりますが、これはかなりの大手術だということを覚悟してください。

実は、介護認定の「要支援」の段階で一番多い病気は、内科疾患ではなく整形外科疾患です。この領域の疾患は、健康寿命を短くする一番の要因。普段から運動をして筋力を落とさないことが転倒を予防し、骨折を防ぐことにつながるのです。

食生活にも意識を向ける必要があります。タンパク質を摂ることが重要で、その

病気の新常識その39

強い骨を手に入れるには、牛乳と「ダブルタンパク質」

ためにも肉を食べることをお勧めします。もちろん肉だけでは偏ってしまうので、魚や豆などとバランスを取りながら食べるように心掛けたいものです。

その意味で私が最近奨励していることに「ダブルタンパク質」という考え方があります。これは「タンパク質にタンパク質を加えて食べる」というもの。「ヨーグルト＋豆」とか、「スープ＋豆」などがそれで、腹もちもよく、腸内環境も改善するので若い人にも人気です。

最近は乳製品を悪く言う医者もいますが、私は牛乳は飲むべきだと考えています。牛乳を飲んで骨が弱くなることはないし、血圧を下げる効果もあります。

ダブルタンパク質と牛乳の力を借りて、強い骨を手に入れましょう。

5 不眠

「眠れない高齢者」は年々増えており、マスコミで社会問題のように取り上げられることも増えてきました。NHKの深夜放送「ラジオ深夜便」が高聴取率を獲得しているのもそれが原因などとまことしやかにいわれています。

しかし、私は「眠れない」ということ自体を、それほど気にする必要はないと思っています。

そもそも人間は、年を取ると長く眠れなくなるものです。必要とする睡眠時間も次第に短くなってきます。それを「不眠だ」と脅すのは、あまりいいことではないと思います。

テレビの健康番組などで医者が「八時間睡眠がいい」などと言っているのを聞いて、「八時間寝なければ病気になる」という強迫観念にとらわれてしまい、そのストレスで眠れなくなる人もいます。これなどは不眠でも何でもなく、「なんちゃって不眠症」とか「不眠症もどき」といったほうが正しいでしょう。

病気の新常識その40

眠れないことを過度に気にする必要はない

そもそも「一睡もしていない」という人の睡眠状態を調べると、単に眠っている間の記憶がないだけで、実際には眠っているものなのです。どうしても睡眠不足が不安な人は、日中に一五分程度の昼寝をすれば十分です。

厚労省が出した「健康づくりのための睡眠指針二〇一四」によれば、平均的な睡眠時間は二五歳が「七時間」、四五歳が「六時間半」、六五歳で「六時間未満」です。年を取るほど、睡眠時間は短くなるものなのです。

それでも眠れないという人には睡眠導入剤を使うこともありますが、以前使われていたベンゾジアゼピン系の睡眠薬が認知症や転倒、寝たきりとの関連性が指摘されるようになり、私も四年ほど前に処方をストップしました。すると、それまでこれらの睡眠薬を飲んでいた人の八割は、薬がなくても眠れるようになった。つまり本当の不眠症ではなかったのです。

安易に睡眠薬に頼るのではなく、睡眠を正しく理解すべきです。正しい知識があれば、夜中に何回か目が覚めても、昼間に眠くならなければ大丈夫だとわかり、不安もなくなるはずです。

そもそもなぜ年を取ると眠れなくなるのでしょう。基礎代謝が下がるからだという説もあります。確かに代謝が活発な時期には生理学的に見ても十分な時間の睡眠を必要としますが、それだけでは説明がつかない部分もあります。

いずれにしても、安易に睡眠薬に手を出すべきではないし、患者の求めに応じて安易に睡眠薬を出す医師も考えものです。

なぜなら、処方箋を書くのは簡単ですが、睡眠のメカニズムを説明して患者に理解させるには、豊富な知識と高度なコミュニケーション能力が必要で、短い外来の中で誰にでもできるものではないからです。

いいかえれば、「眠れない」という患者の悩みに耳を傾け、丁寧な説明をしたうえで薬を使うかどうかを患者と一緒に考えてくれる医師なら「アタリ」です。その医師を信頼して、かかりつけ医として付き合うことをお勧めします。

コラム……痛みのコントロール

がんは場所にもよりますが、多くは病気が進行するに従い「痛み」を伴うようになります。がんが大きくなることで神経を圧迫したり、骨に転移したりすると激痛に発展することもあります。

今はこうしたがん性疼痛をコントロールする薬の質も高まり、亡くなる直前まで快適に過ごしている患者さんも多くなってきました。医療用麻薬と呼ばれる鎮痛薬が非常に使いやすくなってきたのです。

麻薬と聞くと恐ろしいものと思われがちですが、がん性疼痛に使う「医療用麻薬」は安全で、がんの痛みを和らげるためであれば、どんなに使っても依存性が出たり、廃人になることもないことがＷＨＯ（世界保健機関）によって認められているのです。

間違えてほしくないのは、医療用麻薬とただの乾燥大麻とは似て非なるものだということ。医療用麻薬はがん性疼痛などの痛み緩和に特化した製法で作られた医薬品であって、効果、使用法、安全性が確立されたものであるという点です。素人が勝手に栽培している粗悪品とは根本的に異なります。ＷＨＯは明確にこれを区分けして、「医療用麻薬」に限定して、その効果と安全性を認めているのです。

元女優の高樹沙耶《たかぎさや》氏が「医療用大麻」などと称して、ただの乾燥大麻を所持していた事件がありましたが、ああした事件が起きるたびに、本来の医療用麻薬を必要としているがん患者さんに余計な不安を持たせることになります。その意味でも彼女の罪は軽くありません。

残念ながら日本にも、ごく一部ですが妙な考えを持つ医者がいて、「大麻を合法化するべきだ」などとコメントしたりしています。彼らは「ＷＨＯなんて信用に価しない」などと口走っているようですが、患者がＷＨＯとそんな医者のどちらを信用するかが見えていないのでしょう。悲しいことです。

大橋巨泉《おおはしきよせん》さんが亡くなった際（二〇一六年）の家族のコメントに「モルヒネを大量に使ったことが原因」とありました。もちろん、どこからが過剰になるかは実際に診断しなければわからないことですが、一般論として現在、医療用麻薬で命を落とすことは考えにくいといえます。

芸能人や著名人の場合、それにまつわる報道が多くの患者さんの療養環境に影響するということを、意識する必要があると私は考えます。

巨泉さんの一件以来、がん性疼痛のコントロールに医療用麻薬を使いづらくなった医師は少なくないと思います。一番気の毒なのは、今、がん性疼痛に苦しんでいる患者さんなのですが。

第8章

知っておきたい最新の「薬」事情

1 ジェネリック薬品――本当に「同じ」か？

発売されてから一定期間が過ぎた薬は、特許が切れて別の会社が同じ成分、同じ構造の薬を商品化して販売することが許されています。新規商品と違って開発にかかる投資額が少なく済むので、薬価も大幅に下がります。

これを「ジェネリック薬品」と呼び、医療財政が逼迫《ひっぱく》する日本の政府は、国民に向けてしきりにジェネリックの利用を呼びかけていることはご存じのとおりです。

ただ、これにも注意が必要です。「同じ成分、同じ構造」とはいえ、元の薬と完全に同じかといえば、一部の例外を除いてそんなことはありません。

賦形剤《ふけいざい》といって、薬をコーティングする成分が違えば、中身が溶け出すタイミングも違ってくるし、コーティング剤の成分によって薬本来の効果にも差が出る危険性だってあります。

事実、「ジェネリックの効果には差が大きい」とか、「従来薬に比べて効果にキレがない」といった医師の声は少なくありません。

医師の立場から見れば、ジェネリック薬品のメーカーは人件費にも限りがあるため、医師への情報提供体制も十分とはいえないのが実情です。

これはあくまで私の個人的な見解ですが、私が患者になったとして、先発薬とジェネリックのどちらを使うかと選択を迫られたら、迷わず先発薬を選ぶでしょう。

もちろん、経済的な負担を考えなければならない事情はわかるので、患者さんが希望する時はジェネリックを処方することもありますが、国の事情で患者が不利益を被《こうむ》ることだけはないようにしてほしいものです。

最近は、先発薬のメーカーがジェネリックのメーカーを子会社として傘下に収め、先発薬と同じ水準でジェネリック薬品を製造供給するところも出てきました。大切な薬を、わけのわからない会社に扱われるくらいなら、自分のところで安く作って、安全性の確かなジェネリックを売っていこう——という企業の姿勢や責任が見て取れて、好感が持てます。

こうした会社のジェネリックなら、医師としても安心して処方できるのですが——。

2 薬のかしこい使い方

軽いかぜで抗生物質を使うことがいかに愚かなことであるか――についてはすでに書きました。これと同じことが「痛み止め」にも見られます。

ＮＳＡＩＤｓ（非ステロイド性抗炎症薬）と呼ばれる医薬品のジャンルがあります。あえて商品名は書きませんが、聞けば誰でも知っている商品の薬を中心に、日本中の医療機関で、ものすごい数のＮＳＡＩＤｓが使われています。

しかし、私はＮＳＡＩＤｓを処方することはほとんどありません。なぜなら、ＮＳＡＩＤｓを飲んだところで、痛みや炎症の原因が消えてなくなるわけではないからです。

痛みや炎症があるなら、まずはその原因を取り除くことが重要なのに、それをせずに薬で症状だけを取り除くことに何の意味があるのでしょう。

しかも、ＮＳＡＩＤｓは副作用として腸管出血のリスクがあります。おまじないのように胃薬を一緒に処方されるのはそのためなのですが、日頃当たり前のように

NSAIDsを飲んでいる患者さんのうち、副作用のリスクを正しく把握している人はどれだけいるのでしょう。

ついでにこれも書いておきます。市販のかぜ薬について――。

第4章でも触れたように、体調や体質にもよりますが、かぜの初期症状には漢方薬がお勧めです。もし私がかぜを引きそうな時には、間違いなく葛根湯《かっこんとう》、鼻水が出ている時には小青竜湯《しょうせいりゅうとう》などを飲みます。

ただし、漢方薬は症状のみならず、飲むタイミングにもポイントがあります。例えば葛根湯が効果を発揮するのは「発汗前」、つまり「寒気」や「悪寒」までに限定されます。その後汗が出始めたころに葛根湯を飲んでも、その効能は十分に発揮されません。

かぜも、発汗して、鼻水や咳などが出るようになってくれば、漢方薬にこだわらずに、一般的な感冒薬で諸症状を緩和するという方法もいいと思います。漢方薬でも西洋薬でも、「症状を抑える薬」はかぜの後半で使うのが得策です。

CMで「早めの△△」と言っているのは、じつは「遅めの△△」とするのがいいのではないかと思っています。

3 リウマチ・乾癬《かんせん》の新薬

リウマチというと、「関節が痛む病気」という程度の知識しか持っていない人が多いと思いますが、国内だけでも推定で百万人弱の患者がいる、意外に身近な病気なのです。

リウマチは自己免疫疾患の代表的な病気とされますが、まずは自己免疫疾患とは何なのか、説明しておきましょう。

これまで繰り返し書いてきたとおり、人間には自分の体を守るためにさまざまなシステムが構築されています。この防御機構を総称して「免疫」と呼ぶのですが、この防衛システムに狂いが生じて、自分自身の体に向けて攻撃を仕掛けることがある。これが「自己免疫疾患」です。

リウマチは、関節や骨、軟骨などの組織を免疫システムが「敵」と誤認して、攻撃をかけることで起きる病気。早期では疲労感やだるさ、関節のこわばりなどを感じますが、病気が進展すると強い関節痛や腫れ、関節機能の低下（関節の可動域の縮小）などが出てきます。

実際には、まだ解明できていない部分の多い病気ですが、治療法はあります。以前は炎症止めとステロイド剤を使う治療法が主流で、ステロイドの副作用で骨粗鬆症が進み、骨が変形したり、外科的に人工関節を入れる、あるいは関節を固定して動かなくするような手術を行うこともありました。

そのために歩行困難になるケースも少なくなかったのですが、近年は新しい治療薬の登場で、治療成績も大幅に向上しています。その新薬とは「生物学的製剤」というジャンルの薬。

その名のとおり、生物の作り出すタンパク質を原料として作られた薬で、これを投与すると「サイトカイン」と呼ばれる免疫細胞の一種に作用してその働きを弱める、つまり「免疫機能を弱める」ことで、リウマチの改善を図る薬です。

治療効果は従来のステロイドの比ではなく、早期からこの薬を使うことで、きれいに治せるようになってきました。

実はこの薬は、同じ自己免疫疾患の「乾癬」にも効果があるとされています。本来自分の体を守るための免疫システムが自分の皮膚に作用することで、皮膚の細胞のターンオーバー（新陳代謝）のスピードが猛烈に速くなる病気です。

その結果発疹が現われ、鱗屑《りんせつ》というかさぶたのようなものが皮膚の表面にでき、それが剝がれて出血することもあります。人によっては強い痒《かゆ》みに襲われるほか、顔や腕などで発症すると、その特徴的な症状や、「かんせん」という病名が「感染症」を想起させるため、一部では差別やいじめの対象とされるケースも散見されました。

この乾癬も、リウマチと同じ生物学的製剤が効果を発揮することがわかり、治療効果を上げており、多くの患者さんが「きれいな肌」を取り戻すことに成功しています。

ただ、この薬は非常に高価なため、健康保険を使っても一回当たり一三万円ほどの出費を伴います。自己負担金の一部が戻ってくる、高額医療制度もありますので、医療機関の窓口でご相談ください。

また、活発すぎる免疫の働きを抑える薬なので、当然のことながら免疫力は低下します。かぜを引きやすくなったりするので、その点は注意をしながら治療を続けていく必要があります。

4 AGAとED――本当に薬は効く？

テレビで盛んにAGA治療のコマーシャルが流れます。AGAとは「男性型脱毛症」のことで、「プロペシア」という薬が登場したことで進行抑制が可能になり、医療界における新規市場として一躍脚光を浴びるようになりました。今では「ザガーロ」という新薬も登場し、さらに治療成績を高めています。

これらの薬は男性ホルモンを局所的にブロックすることで脱毛の進行を食い止める作用があるのですが、効果には個人差があるので、その点はあらかじめ納得のうえで治療を受ける必要があります（誰でもフサフサになるわけではない、ということです）。

一方、ED（勃起不全）は、一九九九年に「バイアグラ」という薬が登場したことで市民権を得た疾患です。それ以前は「インポテンツ」という、ある種の蔑称《べっしょう》のようなイメージが付きまとっていましたが、EDという新語の普及により、男性特有の症状の一つとして認知された感があります。

こちらもバイアグラの他に「レビトラ」や「シアリス」などの新薬が開発され、バイアグラにはジェネリック薬品（本章①参照）も登場するなど、活況を呈しているようです。

ＡＧＡにしてもＥＤにしても、当然のことながら治療には健康保険は利きません。全額が自己負担です。そのため医療機関によって治療費も異なります。

最近はＡＧＡとＥＤ治療に専門特化したクリニックも増えており、そうしたところでは医師はもちろん、受付も看護師も男性スタッフで揃えて、患者が恥ずかしさを感じない工夫をしているようですが、ＥＤ治療に関しては原因をきちんと調べてから薬を使う必要があるので、なるべくなら泌尿器科専門医を受診したいところです。

間違ってもネットで薬だけを購入することはしないでください。「安かろう、悪かろう」どころではなく、大半が〝ニセ薬〟です。「人に相談するのが恥ずかしい」という患者の意識を利用した悪質な業者に引っかからないよう、くれぐれもご用心ください。

一〇〇字書評

切り取り線

購買動機（新聞、雑誌名を記入するか、あるいは○をつけてください）

- □（　　　　　　　　　　　　　　）の広告を見て
- □（　　　　　　　　　　　　　　）の書評を見て
- □ 知人のすすめで
- □ タイトルに惹かれて
- □ カバーがよかったから
- □ 内容が面白そうだから
- □ 好きな作家だから
- □ 好きな分野の本だから

●最近、最も感銘を受けた作品名をお書きください

●あなたのお好きな作家名をお書きください

●その他、ご要望がありましたらお書きください

住所	〒				
氏名		職業		年齢	

新刊情報等のパソコンメール配信を 希望する・しない	Eメール	※携帯には配信できません

あなたにお願い

この本の感想を、編集部までお寄せいただけたらありがたく存じます。今後の企画の参考にさせていただきます。Eメールでも結構です。

いただいた「一〇〇字書評」は、新聞・雑誌等に紹介させていただくことがあります。その場合はお礼として特製図書カードを差し上げます。

前ページの原稿用紙に書評をお書きの上、切り取り、左記までお送り下さい。宛先の住所は不要です。

なお、ご記入いただいたお名前、ご住所等は、書評紹介の事前了解、謝礼のお届けのためだけに利用し、そのほかの目的のために利用することはありません。

〒一〇一-八七〇一
祥伝社黄金文庫編集長　萩原貞臣
☎〇三（三二六五）二〇八四
ohgon@shodensha.co.jp

祥伝社ホームページの「ブックレビュー」からも、書けるようになりました。
http://www.shodensha.co.jp/bookreview/

祥伝社黄金文庫

最新《さいしん》　病気《びょうき》の常識《じょうしき》

令和元年8月20日　初版第1刷発行

著　者　池谷《いけたに》　敏郎《としろう》

発行者　辻 浩明

発行所　祥伝社《しょうでんしゃ》

〒101－8701

東京都千代田区神田神保町3－3

電話　03（3265）2084（編集部）

電話　03（3265）2081（販売部）

電話　03（3265）3622（業務部）

www.shodensha.co.jp

印刷所　堀内印刷

製本所　ナショナル製本

Printed in Japan　© 2019, Toshiro Iketani　ISBN978-4-396-31763-8 C0147

祥伝社黄金文庫

池谷敏郎
ここ10年で、これだけ変わった!
最新 医学常識99
ジェネリック医薬品の効果は同じ? 睡眠薬や安定剤は依存性に注意すべき? その「常識」、危険です!

池谷敏郎
知らずに飲んでる
最新「薬」常識88
お茶で薬を飲んではダメ? 子どもの服薬量の目安は年齢? 体重?——薬を飲む前に、本書で確認を!

三石 巌
医学常識はウソだらけ
分子生物学が明かす「生命の法則」
玄米は体にいい? 貧血には鉄分が一番? 卵はコレステロールの元に?——すべて、間違いです!

三石 巌
医学常識はウソだらけ〈実践対策編〉
分子栄養学が教える正しい食事と運動
92歳で毎日腕立て伏せ50回、95歳でスキーを楽しむ……。三石先生の毎日の食事と運動、全部見せます!

三石 巌
医学常識はウソだらけ〈一問一答編〉
自力で健康問題を解決するヒント
健康のレベルアップを願うあなたに、科学的理論と自身の経験から答えます。「人生百年時代」の正しい知識。

三石 巌
脳細胞は甦《よみがえ》る
ボケ、老化を防ぐ「脳の健康法」
高ビタミン、高タンパク、スカベンジャーで身も心も健康に! 分子栄養学が明かす、脳の活性化の原理。